PLANTAS QUE CURAM
E CORTAM FEITIÇOS

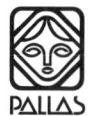

PLANTAS QUE CURAM
E CORTAM FEITIÇOS

MARIA HELENA FARELLI

7ª edição — revista e ampliada
2ª reimpressão
Rio de Janeiro
2019

Copyright © 1985
Pallas Editora

Editoras
*Cristina Fernandes Warth
Mariana Warth*

Coordenação editorial
Silvia Rebello

Preparação de originais
Eneida Duarte

Revisão
Letícia Féres

Projeto gráfico de capa, miolo
e diagramação
Aron Balmas

(Este livro segue as novas regras do Acordo Ortográfico da Língua Portuguesa.)

Todos os direitos reservados à Pallas Editora e Distribuidora Ltda.
É vetada a reprodução por qualquer meio mecânico, eletrônico, xerográfico etc., sem a permissão por escrito da editora, de parte ou totalidade do material escrito.

CIP-BRASIL. CATALOGAÇÃO-NA-FONTE
SINDICATO NACIONAL DOS EDITORES DE LIVROS, RJ

F235b
7ª ed.

Farelli, Maria Helena
Plantas que curam e cortam feitiços / Maria Helena Farelli – 7 ed. – Rio de Janeiro: Pallas 2015.

ISBN 978-85-347-0338-3

1. Magia. 2. Plantas – Aspectos religiosos – Umbanda. 3. Plantas medicinais. I. Título.

99-0721

CDD 133.43
CDU 133.4

Pallas Editora e Distribuidora Ltda.
Rua Frederico de Albuquerque, 56 – Higienópolis
CEP 21050-840 – Rio de Janeiro – RJ
Tel./fax: 21 2270-0186
www.pallaseditora.com.br
pallas@pallaseditora.com.br

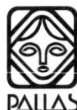

APRESENTAÇÃO

Plantas que curam e cortam feitiços fala da medicina mágica praticada no ambiente das religiões populares do Brasil. A autora, Maria Helena Farelli, além de escritora e jornalista, é pesquisadora nata. Com longa experiência de praticante da umbanda, a autora tem em seu currículo uma extensa lista de títulos que abordam os mais variados aspectos das tradições afro-brasileiras.

Ao elaborar este livro, Maria Helena Farelli trabalhou sob a orientação de seu guia, Seu Jaguari, combinando o conhecimento pessoal com as indicações dos guias espirituais que a acompanham. Para a presente edição, o original foi cuidadosamente revisto, o que resultou na reorganização do conteúdo e na inserção de novas informações.

Consideramos que esta é uma obra importante para os que pesquisam o candomblé, a umbanda, o catimbó, o toré, a pajelança, as mezinhas e as ervas. Este livro não pode faltar nas bibliotecas dos terreiros e nas residências dos umbandistas, esses milhões e milhões de almas que, juntas, de pé no chão, trazem todo o mundo mágico de volta, em plena era da alta tecnologia.

Os Editores

COLABORADORES

As pesquisas de campo para a primeira edição deste livro foram feitas na Tenda Espírita Mirim, na época a maior organização de umbanda do país, com uma matriz e 33 filiais por todo o Brasil, e cerca de 20 mil médiuns. A tenda usava o ponto vibratório do Caboclo Mirim; no Candomblé de Pai André, de rito angola, em Casa Amarela, Pernambuco; e nas seguintes casas situadas no Rio de Janeiro: Terreiro de Umbanda do Caboclo Guarani, em Madureira; Terreiro do Sultão das Matas; Centro de Ogum Guerreiro e Caboclo Sete Laçadas, em Realengo; Centro Espírita Maria Conga, na Penha; e Casa de Pai Cipriano Feiticeiro.

A autora agradece a todos que colaboraram com receitas de ervas, filtros e poções.

INVOCAÇÃO A OXALÁ
(REZA DA CEBOLA)

FAMOSA REZA DA TRADIÇÃO NAGÔ (ORÔ DE BORI)

Tata tuneza kuli yena	Invocação a Oxalá (Orô de Bori)
A tata hitweza	Chegamos, Pai, a Ti
Nyi umwe heshikô	Não temos outro Deus
Yena chi lamwina	Tu és o Salvador
Twakumona	Vimos a Ti
Mu chifuchi mwapwi	No mundo trevas há
Tupagwise kama	Tu tens a luz dos céus
Tukolese kama	Dá-nos conforto, dá
Yena tata	Nosso bom Pai
(*Coro*)	(*Coro*)
A tata hitweza	Chegamos, Pai, a Ti
Yetwe wika	Pois somos sós
Nwene wika	Ouve-nos, oh Senhor!
Ewá keke	Tem pena de nós, tem dó
Tuchize micongo	Salva-nos da traição
Uli unhwimino	Repouso das almas é
Ha shimbu ya lamba	Em tempos de aflição
Hija Huhwa	Vimos a Ti
Tuli e Alelu	Fracos e débeis, sim
Twehe kama taxi	Vem animar-nos já
Tana Kufuliela	Só em Ti temos fé.
Twehe tachi	Dá-nos forças, Senhor.

SUMÁRIO

Prefácio, 13

Primeira parte: As plantas na umbanda e no candomblé, 17
Os orixás das plantas, 19
Plantas mágicas e litúrgicas da umbanda e do candomblé, 23

Segunda parte: Rituais com ervas mágicas, 45
Os banhos de descarga, 47
Sacudimentos com ervas e frutos, 55
A defumação nos candomblés, 59
Trabalhos com plantas mágicas, 63

Terceira parte: Segredos de poder, 67
Quizila de santo, 69
Segredos de Seu Jaguari sobre os dias, os meses e as pedras dos orixás, 73
A medicina caseira e religiosa do sertão, 79
Segredos da medicina antiga, 85

Palavras finais, 95

Bibliografia, 97

PREFÁCIO

A medicina não pode ser definida como ciência exata, dizem os curandeiros. Esta afirmativa, que a princípio pode parecer perigosa, tem um fundo de verdade: quando ainda ignorava como são constituídas e como funcionam as milhares de células nervosas cerebrais, suas ramificações nas estruturas dos sentidos e dos movimentos e a maneira como elas presidem todas as funções vitais, a medicina estabeleceu terapias por meio de tentativas, escolhendo remédios com o auxílio de uma série infinita de experiências, no decorrer de séculos e séculos.

Os curandeiros dizem, por isso, que a medicina, mais do que uma ciência, é uma arte, e muitos médicos hoje em dia dizem que os curandeiros sempre têm um pouco de razão. O fato é que a velha medicina (que hoje é chamada de curandeirismo) não deve ser totalmente desprezada. Mesmo a medicina mais moderna, que nega muitas práticas antigas, faz uso de plantas em seu receituário. A ciência já comprovou que as plantas, e principalmente as plantas brasileiras, curam.

Mas há também uma outra medicina, baseada em experiências mágicas. E há verdadeiras plantas mágicas, como afirmaram os grandes mestres da Ciência Oculta, como Papus e Paracelso. Essas plantas são capazes de limpar a aura e de atrair bons fluidos, possibilitando a cura das enfermidades.

Se passarmos uma vista pela História, descobriremos, à sombra de todo grande médico antigo, um feiticeiro, um curador nato. Através dos tempos, o Homem, em sua busca pelos caminhos da magia, usou folhas, frutas e raízes como meio para obter a cura de enfermidades. Iogues, com os corpos macerados pelas penitências; xamãs, envoltos em peles de leopardo e portando seus tambores que atraem os espíritos; pajés, com seus maracás e seus cachimbos fumarentos: enfim, todos os velhos feiticeiros e doutores da medicina antiga usaram as ervas para curar.

Os templos de Esculápio, na Grécia antiga, eram redutos de magos, que também eram verdadeiros médicos e experimentavam diferentes métodos de cura. No Egito, toda a prática da medicina estava relacionada com a magia, pois esta é a mãe de todas as ciências da Antiguidade. A medicina greco-árabe de Galeno e Avicena, os sacerdotes e curadores da África negra, todos, realmente todos, usaram banhos de ervas, fumigações feitas com raízes, remédios à base de plantas.

No Brasil, os curandeiros afloram em toda parte, mas o sertão é o local onde o curandeirismo é mais adotado. Folhas, raízes, frutos, pedras, metais entram nas receitas da medicina mágica. E todos esses produtos têm segredos para serem preparados. Exigem verdadeiros rituais, várias invocações para que sejam usados acertadamente: como nascem no mundo espiritual ou no mundo do corpo sensitivo do homem, são envoltos por uma névoa de mistério. Quanto a mim, velha pesquisadora do fantástico, do insólito e das plantas mágicas, creio nos curandeiros. Tomo os meus banhos de descarga com arruda e guiné e saúdo Ossãe, Dona da Folhagem, às segundas-feiras.

Pelas terras de Ossãe, enfeitadas de rosas e arbustos dourados, pelos campos de guiné e espada-de-ogum dos pretos-velhos, pelas raízes dos caboclos de Pindorama, vamos colher, então, o fruto mágico para defumações, oferendas, amacis e banhos de descarga.

PREFÁCIO

Desvendar os mistérios das plantas mágicas, eis o meu objetivo neste livro.

Mostraremos as cores das plantas de Oxum, minha mãe querida; de Ogum — verdes espadas cheirosas —; de Oxosse, Rei de Keto que traz arruda, hortelã e o poder da macaia.

Todos os segredos das ervas serão aqui revelados, pois nos terreiros de candomblé, de umbanda e até da quimbanda, nada se faz sem as plantas, sem as folhas, sem as raízes.

PRIMEIRA PARTE
AS PLANTAS NA UMBANDA E NO CANDOMBLÉ

OS ORIXÁS DAS PLANTAS

FOLHAS, O PODEROSO AXÉ DE OSSÃE

Ossãe (ou Ossaim) é a divindade das folhas. Ossaim é o nome de um orixá masculino vindo da religião dos iorubás (nagôs) que manteve o uso das folhas no culto brasileiro do candomblé. É irmão de Oxosse e vive na mata, onde aprendeu todos os segredos da magia das ervas. Na umbanda, o orixá transformou-se em Ossãe, divindade feminina, a Dona da Folhagem. O nome de Ossãe é tratado com respeito nos abaçás, pois sem as folhas nada se faz nos cultos de nação.

Ossãe é sincretizada com o Caipora, que, na imaginação dos povos indígenas, habita as nossas florestas, protegendo seus habitantes silvestres. No sincretismo católico, Ossãe equivale a Santa Luzia.

O fetiche de Ossãe é composto por sete setas de ferro com as pontas para o ar, e tem no centro um pássaro pousado. Seus animais preferidos são o bode e o galo, desde que não sejam pretos. Seus alimentos são a pamonha (bolinho de milho cozido no vapor) e o axoxô (milho cozido servido com coco). Sua bebida é o vinho moscatel regado com mel. O local onde devem ser arriadas as suas obrigações é a mata virgem, e sempre se deve colocar um cachimbinho ao lado da oferenda.

Ao recolhermos qualquer folha para banhos, amacis ou defumações, devemos fazer isso às sextas-feiras ou aos domingos, pela manhã, até as 12 horas, além de acender uma vela branca de cera para Ossãe.

AS ERVAS E OS FRUTOS DE OXOSSE

Muitos conhecem Oxosse caçando bichos, como Rei de Keto, mas não sabem que a verdadeira origem de Oxosse é Ikija. Oxosse ou Odé é o Rei dos Caçadores, e na África era orixá muito respeitado.

No Brasil foi sincretizado ao culto dos caboclos e, por esta razão, Ossãe, divindade da mata e das folhas, foi esquecida em algumas linhas da umbanda, mas não no chamado culto de nação.

Tornado o Rei das Matas, o ambiente de Oxosse é a macaia, o mato; logo, ele também tem a sua vibração no Encanto da Natureza. Mas a Rainha da Flora é Ossãe, e não há por que confundir os dois cultos; em lugar disso, basta fundi-los num só.

A serviço de Oxosse está um Exu poderoso: Exu Laboré. O fetiche de Oxosse inclui o arco e flecha, a capanga (sacola para carregar a caça) e a espingarda. Para agradar Oxosse, devemos servir produtos da flora, como coco em fatias e espigas de milho. Mas ele também aceita peixe.

IROCO, A PLANTA SAGRADA QUE FAZ DA ESCURIDÃO A CLARIDADE TOTAL

Contam os eluôs (adivinhos) que houve um tempo no mundo em que tudo era escuridão. O Senhor Orumilá mandou então que se fizesse a luz. E a luz se fez, e trouxe consigo Obatalá, o divino orixá da Criação. Obatalá desceu dos céus e, junto com Odudua, a Terra, criou tudo o que existe no mundo dos homens. Iroco foi o embrião criado pelos dois deuses, e gerou a Vida. De Iroco corre o sêmen, a seiva, o sangue da Criação. Este é o eró (segredo) deste orixá pouco conhecido, morador na árvore sagrada dos iorubás, o iroco (substituído no Brasil pela gameleira).

Iroco também é conhecido como Tempo, o nome do inquice banto sincretizado no Brasil com esse orixá nagô. Na tradição iorubá, é

Iroco quem transporta as almas para a Terra. Seu símbolo é um garfo de sete dentes, pois Iroco-Tempo tem sete caminhos.

Os africanos contam que os espíritos se escondem na árvore do Tempo e lá ficam ocultos. Por isso, nos candomblés, todos acendem velas junto à gameleira, como os católicos fazem nos adros das igrejas, para homenagear os mortos.

A dança para Iroco é o zuntunuô. O orixá, quando incorporado, joga-se no chão, cai de joelhos e depois dança o rondonsê, apontando para o céu e para a terra, afirmando que manda em tudo, que criou com sua seiva o homem, os animais e todo o verde da Terra.

PLANTAS MÁGICAS E LITÚRGICAS
DA UMBANDA E DO CANDOMBLÉ

No candomblé e na umbanda usam-se as ervas para defumar o terreiro (abaçá), para preparar a iaô (iniciada), para amacis, boris e para todas as obrigações e preceitos. Esta lista não contém todas as plantas usadas nos ritos, mas apenas algumas que se destacam por serem plantas sagradas, muito poderosas e de muitos usos na religião.

AÇOITA-CAVALO
Poderoso axé de Ogum. Sinônimo: ivitinga. Emprega-se em obrigação de ori (cabeça), amacis (banhos de iniciação), lavagem de contas, banhos de descarrego e sacudimentos pessoais ou domiciliares. É usado para curar feridas e úlceras, em compressas ou banhos feitos com o sumo; para uso interno, emprega-se o chá.

AÇUCENA-RAJADA
Planta de Ogum e Ogum Xoroquê. Sinônimos: cebola-cecém, cebola-rajada. O bulbo da planta se assemelha a uma cebola comum, por isso ela recebe os nomes citados. O uso desta cebola é muito divulgado para os sacudimentos de ilê (casa religiosa), lojas e residências, para atrair bons fluidos e dinheiro e também para descarregar lares perturbados. Cortada em pedaços miúdos, é espalhada pelos cômodos e embaixo dos móveis. Enquanto se faz isso, para afastar os ma-

les, inicia-se com um canto para Exu e termina-se com um canto para Ogum. Depois, despacha-se Exu com um padê. Esta prática é infalível para se descobrir falsidades. A açucena também é usada nos candomblés de angola, para o jogo dos caboclos, para os boris e fuxicos do santo, limpeza de decisa (esteira) etc.

AGRIÃO
Folha de Ogum e Oxumarê. Dentro do ritual é usada somente para sacudimentos. É mais utilizada na medicina caseira, para doenças respiratórias (como asma, bronquite etc.), como expectorante, pois o sumo deste vegetal é rico em ferro, iodo e fósforo. Por isso é um excelente alimento para os que sofrem dos pulmões e para os anêmicos.

ALECRIM
Planta de Oxalá, de Iemanjá e dos caboclos (na umbanda). Usada sempre para proteção.

ALECRIM-DO-CAMPO
Erva de Oxalá, porém mais usada nas obrigações de Oxosse. Não possui uso na medicina popular.

ALFACE
Erva de egum (alma, defunto), considerada planta fúnebre desde o tempo dos antigos gregos. Nas cerimônias de culto dos eguns, a alface é tida como planta sagrada de Iansã, que venceu a morte. É usada na cerimônia do funeral (vumbe), em oferenda junto com moedas do falecido. Na magia dos cultos de nação, faz-se uma arriada colocando em uma travessa de louça branca, bem no centro, um belo pé de alface, do qual se tira a raiz, cortada rente ao pé (se a verdura foi colhida na horta, e não comprada). Completa-se o restante da travessa com folhas de outro pé de alface e rodelas de azeitonas pretas,

salpicando vinagre. No centro do pé de alface que está no meio da travessa, coloca-se um papel com o desejo escrito; este deve ficar oculto pelos eguns (representados pelas folhas fechadas cautelosamente, para que não se quebrem). Ao lado, em um prato raso ou alguidar, serve-se um acaçá descoberto, um matetê de milho ou o mingau das almas, para dar comida aos eguns. Toma-se chá das folhas de alface para tirar perturbação de eguns, na fé de Iansã Egun Nitá.

ALFAZEMA
Planta de Obaluaiê. Empregada em todas as obrigações de cabeça, nas defumações de limpeza e na magia amorosa (como perfume). O chá é usado como excitante, antiespasmódico e regulador da menstruação.

ALFAZEMA-DE-CABOCLO
Planta de Oxosse. Sinônimo: jureminha. Serve para preparar cauim (nos catimbós), para banhos de descarga, para defumações de ambientes e terreiros, e para atrair o Povo da Mata. É usada nos boris, nas lavagens de contas e nos abôs para limpeza dos iniciados. O chá é empregado nas afecções respiratórias.

ALHO-MACHO
Erva dos pretos-velhos. Usada em banhos para combater vícios e obsessão por espíritos inferiores.

ALOÉS
Planta de Ogum e Obaluaiê. Sinônimos: babosa, azebre. As folhas secas deste vegetal são usadas para banhos e defumações. A gosma (mucilagem), recolhida da folha aberta ao meio, é usada como emoliente, em aplicação nos tumores e abscessos, e para tratar queda dos cabelos e queimaduras.

AMENDOEIRA

Planta de Exu e Egum. É usada para sacudimentos. Este vegetal, plantado no quintal do terreiro, armazena fluidos negativos ao longo do dia, soltando-os ao pôr do sol. A amendoeira existente no Brasil e presente na religião é a amendoeira-da-praia ou amendoeira-da-índia. Ela não deve ser confundida com a amendoeira europeia, de cujas sementes é extraído o óleo de amêndoas, usado para regar o otá de Exu.

AMOREIRA

Planta de Exu, Egum e Tempo. Tida como planta de grande poder mágico, é largamente usada no abô. Deve ser plantada em volta do abaçá, para soltar, no pôr do sol, os fluidos negativos por ela captados no nascer do sol (este é um eró de fundamento da religião). Na medicina caseira, é usada para debelar inflamações da boca e da garganta, em gargarejos ou aplicações tópicas do sumo das folhas maceradas ou dos frutos triturados. Embora não faça mal, este sumo não deve ser bebido nesse uso médico.

ANGÉLICA

Planta de Oxalá. A flor espanta influências malignas e neutraliza a emissão de ondas negativas. É usada na magia do amor, propiciando ligações amorosas. Não tem uso na medicina popular.

ANGICO

Planta de Ogum e Iansã. Sinônimo: cambuí-angico. Recomendada para o abô. A casca e os frutinhos, em infusão no vinho do Porto ou em otim (cachaça), são ótimos nas garrafadas para estimular o apetite e reanimar os debilitados. O chá também é ótimo para azia e dispepsia. A beberagem obtida pela infusão dos frutos é deliciosa. O chá das folhas é usado para curar disenterias e diarreias (receita de Pai Cipriano).

AROEIRA

Planta de Ogum, Ogum Xoroquê e Exu. Largamente usada em amaci de ori, sacudimentos, banhos de descarrego, lavagem de fios de conta, limpeza dos otás (pedras), decisa (esteira) e purificação das ferramentas do santo. Na medicina popular, a aroeira é considerada ótima para apressar a cura de feridas, úlceras, inflamações e abscessos. Também é eficaz em lavagens vaginais (corrimentos, inflamações uterinas etc.).

ARREBENTA-CAVALO

Planta de Ogum, Exu e Obaluaiê. Sinônimos: erva-moura, meimendro. Largamente usada nos banhos fortes de descarga. O arrebenta-cavalo tem função dupla, pois possui um princípio ativo que é medicinal e tóxico. Existem várias qualidades de arrebenta-cavalo. Uma das espécies não tem espinhos, as folhas são pontiagudas e no tempo certo a planta dá uma linda flor branca. Outras espécies dão frutos redondos, vermelhos quando maduros, e as folhas e o caule são espinhosos. Por ser uma planta dúbia, é usada para envultamento de Egum.

ARRUDA

Planta de Oxosse, Exu e Egum. Usada contra maus fluidos e olho-grande, em boris, banhos de limpeza ou descarrego, e também como amuleto. Na medicina popular é usada contra a verminose e reumatismos. Além disso, seu sumo cura feridas.

AVELÓS

Planta de Exu. Sinônimos: figueira-do-diabo, gaiolinha. Esta poderosa planta foi trazida da África por um missionário e plantada em Caruaru, Pernambuco, em 1892. Usa-se socada para a purificação dos otás (pedras) de Exu, antes destes serem levados aos assentamentos. Esta planta deve ser manipulada com cuidado porque o leite que escorre de seus galhos cega, caso caia nos olhos.

AZEVINHO
Planta de Exu. É usada na magia negra, em pactos com essa divindade.

BAMBU
Planta de egum e Iansã. As varas são usadas inteiras para enfeitar o Ilê Saim (casa dos eguns nos terreiros). As folhas são empregadas em defumações, junto com bagaço de cana, para afastar egum e Exu, e em banhos para afastar obsessores (eguns perturbadores).

BELDROEGA
Planta de Exu e Obaluaiê. É utilizada para purificação dos otás de Exu. Escova-se bem o otá, que é lavado com sabão da costa, enxuto com palha da costa e bem esfregado com a beldroega e outras folhas exigidas pelo ritual. Quando se trata de purificar a pedra de um orixá, são empregadas, junto com a beldroega, as ervas correspondentes ao santo que se vai preparar (Receita de Pai Antônio da Quimbanda).

BRINCO-DE-PRINCESA
Erva querida de Bombogira e Elegbará (fêmea). Empregada em banhos fortes de descarga, nas encruzilhadas, em horas abertas (6 horas, meio-dia, 18 horas e meia-noite), após os sacudimentos necessários.

CAFÉ
A folha é de Xangô e Oxumarê. O grão é de egum; na umbanda é de preto-velho. O café existia no Oriente Médio, na região hoje chamada Arábia. Nos primeiros séculos da era cristã, os cavaleiros que iam ao Oriente viam os feiticeiros trabalharem com queima de café. Segundo a lenda, os cabritos foram os que realmente descobriram a propriedade da planta, pois comiam os seus grãos e ficavam fortes e ariscos. Assim, os sacerdotes árabes usavam esta planta quando

sentiam-se fracos, e queimavam-na quando queriam invocar os espíritos do deserto. Os místicos muçulmanos passaram então a usar o café verdadeiramente para rituais secretos. Ascetas entravam em transe com o uso do café. Êxtase religioso era obtido com o uso desta planta. Naqueles dias, o café era do domínio do sagrado. Café era uma verdadeira planta sagrada; hoje, ele perdeu sua magia, pois entrou para o cotidiano e tornou-se apenas um alimento, uma bebida. Mas nos meios que dominam os segredos da magia, quando se deseja fazer a limpeza psíquica de casas, escritórios, é comum queimar o café, que afasta energias deletérias.

CALISTEMO
Leva a proteção de Ogum e Oxalá. Sinônimos: escova-de-garrafa, calistemo-fênico. É um axé de muita força, usado para obrigações de ori, bori, feitura, lavagem de contas e tiragem de mão de vumbi (pai ou mãe de santo falecidos) ou mão de pai ou mãe de santo vivos (mão de cabeça). Todo abaçá deve ter um pé de calistemo no quintal, pois, devido ao seu fundamento intrínseco, a planta assegura ao zelador a força do santo para dar aos seus filhos. Na medicina caseira, é usado na forma de chá para asma, bronquite e tosses rebeldes.

CAMBOIM
Planta de Oxosse. Sinônimos: cambuí, cambuim. As folhas são usadas em banhos.

CANA
Planta de Exu. Sinônimo: cana-de-açúcar. Não deve ser confundida com outras plantas que recebem o mesmo nome, como a cana-da-índia (biri, bananeirinha-de-jardim) e a cana-do-brejo (cana-branca, cana-de-macaco). A cana é colocada nos assentamentos descascada e dividida em roletes cortados em quatro partes, em cruz. As folhas e os bagaços são usados para defumações. O açúcar (extraído

da cana) é usado nas defumações para destruir larvas astrais e afugentar eguns.

CANJERANA
Planta de Ogum e Tempo. Sinônimo: pau-santo. Da casca é feito um pó para afugentar maus espíritos e anular forças negativas (abrir caminhos). Dela se prepara ainda um poderoso chá antifebril, também debelador de diarreias. Em aplicações tópicas, o cozimento das cascas serve para o tratamento de doenças de pele e feridas (dermatoses).

CARQUEJA
Planta de Ogum e Iansã. Deve ser empregada sempre no abô e, queimada, também serve para aplacar a ira (briga, discussões etc.). Na medicina popular é usada para o tratamento de diabetes.

CEBOLA-DO-MATO
Planta de Exu e Obaluaiê. Sinônimo: mangue-cebola. É cortada em quatro partes iguais, distribuídas pelos cantos da casa e debaixo dos móveis, para afastar falsidades, inveja etc.

COMIGO-NINGUÉM-PODE
Planta de Ogum. As folhas são usadas em sacudimentos. Não podem ser usadas em banhos porque provocam alergia forte. A planta cultivada protege contra más influências em casa.

COQUEIRO
Planta de Oxalá e Oxosse. Segundo os ciganos, é usada na Índia para banhos de descarga, na força da deusa Kali. Nas religiões afro-brasileiras, é usada para sacudimentos.

CRAVO BRANCO
Planta de Oxalá. As pétalas da flor são usadas em banhos.

CRAVO-DA-ÍNDIA

Planta de Iansã e Oxalá. Entra em todas as obrigações de cabeça, nos abôs e nos banhos de purificação dos filhos dos orixás a que pertence. A medicina usa as folhas e cascas em banhos contra a fadiga das pernas.

CRISTA-DE-GALO

Planta de Ogum e Bombogira (Pombagira). Usada para embelezar a casa dos exus e para banhos de descarrego, em casos de olho-grande. Na medicina caseira é utilizado no tratamento da diarreia.

ERVA-CIDREIRA

Oxalá, Oxum e Nanã. Sinônimo: melissa. Usada em banhos de proteção dos filhos dos orixás a que pertence. O chá é antiespasmódico, tônico do sistema nervoso e calmante contra a insônia.

ERVA-TOSTÃO

Erva de Ogum. As folhas são usadas para banhos de descarrego. Na medicina popular, é considerada um medicamento poderoso, excepcional na cura de enfermidades do fígado, da vesícula e do pâncreas.

ESPADA-DE-IANSÃ

Planta de Iansã. Usada em banhos de descarga.

ESPADA-DE-SÃO-JORGE

Planta de Ogum. Suas folhas são usadas em banhos de limpeza e proteção.

EUCALIPTO-CIDRA

Planta de Ogum e Oxalá. Sinônimo: eucalipto-limão. Entra em todas as obrigações de ori e banhos, e na tiragem de vumbe (falecido). Desta planta prepara-se um chá, ótimo para asma e bronquite.

EUCALIPTO-MURTA

Planta de Ogum e Oxalá. Suas folhas são mais acinzentadas e as flores mais cheias do que as do eucalipto-cidra. É usado em amacis, lavagem de decisa e contas, e abô. Na medicina caseira, é usada como o eucalipto-cidra, para o tratamento de asma e bronquite.

FAVA-DE-TONCA

Planta de Oxalá. Sinônimos: fava-de-cheiro, cumaru. Utilizada para limpar os ambientes, para defumar a casa e para atrair, juntamente com o pó de pemba (giz ritual), a proteção de Oxalá.

FAVA-PIXURI

Erva de Oxalá. Sinônimos: puxuri, pixurim. O fruto (fava) pode ser reduzido a pó para juntar à pemba de Oxalá, para afastar os males. O chá é empregado na cura de diarreias.

FEDEGOSO

Planta de Exu. Sinônimo: cássia. Usada para sacudimentos de ambientes e banhos. Acompanha outras ervas adequadas à mesma finalidade. Também é empregada para limpeza do chão onde foram feitos pontos com pólvora. Ainda é oferenda ao deus das guerras, lutas e batalhas, ao orixá do ferro, Ogum de Ronda.

FÍCUS

Planta de Exu e Obaluaiê. Sinônimo: figo-benjamim. Usada para feitiço de Exu (em seu otá) e para banhos de descarrego, para pôr fim a obsessões por espíritos perturbadores.

FIGO-DO-INFERNO

Planta de Exu. Sinônimo: figueira-brava. Belíssima árvore que dá frutos grandes, de cor marrom-escuro, que nascem no tronco em grande quantidade, bem juntos. Interessante é o perfume que chama a atenção de qualquer pessoa que se aproxima da planta. É local de concentração para Exu e de arriada de obrigações.

FOLHA-DA-FORTUNA
A planta é de Oxalá, o dono do cajado, e o pendão floral é de Exu, o mensageiro. Sinônimos: folha-de-oxalá, folha-da-costa. É muito confundida com o saião, mas não é a mesma planta. Vegetal originário da África, só floresce em julho e agosto, de sorte que no início do ano sagrado – 15 de setembro – o pendão floral pode ser usado. A planta é utilizada nos banhos lustrais, no abô de qualquer filho de santo. Entre as ervas e raízes que têm o dom de atrair bens materiais, a folha-da-fortuna é a mais potente.

FUMO
Folha de Obaluaê (no candomblé nagô) e de preto-velho (na umbanda). Sinônimo: tabaco. Usada para afastar forças negativas e fazer trabalhos de cura.

FUMO-BRAVO
Erva de Xangô. Empregada nas obrigações de cabeça, particularmente nos boris e como axé do orixá. A medicina caseira indica as raízes em cozimento, como antifebril, as mesmas em cataplasmas debelam tumores. As folhas agem como tônico combatendo o catarro dos brônquios e pulmões.

FUNCHO
Serve para ritos de fecundidade. Quando uma senhora deseja um filho e não pode concebê-lo, faz uso de banhos desta planta. A medicina popular diz também que seu uso como chá faz aumentar o leite das senhoras que amamentam.

GAMELEIRA

Árvore de Iroco. Sinônimo: iroco, nome da árvore africana que foi substituída no Brasil pela gameleira-branca, da família dos fícus. A gameleira é sagrada nos candomblés, onde fica no centro do terreiro de chão batido. Toda enfeitada com panos da costa coloridos, esta árvore simboliza Iroco, o deus cuja seiva gerou todos os orixás. Iroco é muito cultuado nos candomblés do Nordeste (onde são chamados de xangô ou catimbó) e da Bahia. Mas no Haiti, dentro do fechado culto vodu, ele é mais compreendido, cultuado em sua maior significação: a seiva da vida. Sim, pois foi junto desta árvore que o velho Oxalá, e também Orumilá Ifá, pregou sua mensagem. A gameleira, quando usada em banhos ou rituais, é dedicada a Xangô e Obaluaiê. Mas não é bom usá-la em medicina, pois ela é eró, intocável, serve apenas para a parte mágica da religião. Esta árvore é a Dona das Almas, a morada de eguns. Por isso, é às vezes assombrada. Na raiz da gameleira dos candomblés são enterrados comidas, bebidas, gengibre, sangue dos animais sacrificados (javali, galo arrepiado) e pipoca (doburu).

GIRASSOL

Planta de Oxalá, só a ele dedicada. É de grande aplicação no candomblé e na umbanda. Entra na composição do banho de abô e em qualquer obrigação de cabeça (ori). Tem força também nas defumações. O girassol anula todos os fluidos negativos. Assim, recomendo-a para defumações em casa e para limpeza em forma de banhos, pois é uma destruidora de larvas astrais. Nas defumações só devem ser usadas em folhas, já nos banhos devem ser colocadas também as pétalas das flores, colhidas antes do sol. Ao colher devemos ir de branco, e deixar a obrigação de Ossãe (uma oferenda para a Dona das Folhas). Antigamente os feiticeiros negros iam ao cemitério pegar almas, imantavam-nas em moedas e faziam o assentamento na gameleira. Mas hoje ninguém mais faz isso, pois os tempos mudaram e a vida moderna simplifica os ritos. Assim, em vez de trabalhar com gameleira para Oxalá ou Iroco, já vi quem use girassol para Oxalá, pois seu "trabalho" em magia é mais fácil.

GUACO-CHEIROSO
Planta de Oxalá e Oxosse. Usada para defumações em casos leves, quando o ambiente não está cheio de larvas astrais, devendo ser queimada no dia de um desses dois orixás. Serve também como chá forte, para quem está realmente mal. As folhas socadas servem contra mordida de cobra.

GUINÉ
Planta de Oxosse e egum. Utilizada em todas as obrigações de cabeça, nos abôs, nos banhos de descarrego ou limpeza etc. A medicina usa o chá para má digestão e males dos intestinos.

HORTELÃ-PIMENTA
Planta de Exu. Usada em volta da casa de Exu e na purificação do otá; empregada também para banhos de descarga, do pescoço para baixo, para anular maus fluidos e carga.

JASMIM
Flor de Oxalá e Iemanjá. É usada em banhos. Não possui uso na medicina popular.

JATOBÁ
Planta de Ogum. Sinônimo: jataí. Do cozimento das cascas é feita uma poção (chá) que é tomada pelos filhos (iaôs) recolhidos para obrigações de bori, feitura, deitada de anjo da guarda (obi d'água etc.).

JUCÁ
Consagrada a Ogum, Tempo e Obaluaiê. Sinônimo: dandá-da--costa. Desta planta é feita uma poção que é guardada no roncó, em

garrafadas, para aplicações tópicas em dermatoses, feridas e cortes. Também é usada como xarope de grande efeito para tosses rebeldes, asma e bronquite, assim como lavagens para os olhos, em casos de inflamação.

JUREMA
Planta de Oxosse, Rei de Keto e dono das florestas, protetor das caçadas. É conhecida por seus efeitos mágicos. Usada em banho, é de grande proteção. Da casca desta planta os índios nativos das mais diversas regiões do país faziam o cauim, bebida ritualística. No catimbó nordestino, particularmente o praticado pelos canavieiros da Zona da Mata de Pernambuco, a jurema ainda é bebida, muito frequentemente, nas sessões das quais participam Mestre Carlos, Zé Pilintra e as Meninas da Saia Verde.

LARANJEIRA
Planta de Oxalá e Oxum. As flores são aplicadas nas obrigações de ori e em banhos. As folhas também são empregadas em banhos. O chá é um excelente calmante.

LEVANTE
Erva de Ogum. Sinônimo: alevante. Usada em obrigações de cabeça, abôs e banhos de limpeza de filhos de santo. Não possui uso na medicina popular.

LIMOEIRO
Planta de Xangô. As folhas são empregadas em banhos. O fruto é colocado em oferendas a Exu. Na medicina popular, usa-se o sumo puro para a limpeza da garganta e para limpar o organismo de infecções. Deve-se aumentar progressivamente seu uso, desde uma fruta até no máximo cinco limões por dia.

LÍRIO

Planta de Oxalá, Oxum e Iemanjá. Sinônimo: copo-de-leite. Usam-se as folhas e flores nas obrigações de ori, nos abôs e nos banhos de limpeza ou descarrego. O chá das raízes é usado como estomacal e expectorante.

LOSNA

Planta de Ogum. Usada para obrigações de ori (cabeça), lavagem de contas, abô, decisa e descarrego. O chá é usado como vermífugo, principalmente para solitárias (tênias). Também é debelador de febres rebeldes.

LOURO

Planta de Iansã de Balé. As folhas são colocadas em volta do acarajé de Iansã, pedindo clemência e glória ao orixá maior, Oxalá.

MALOLO

Serve a Obaluaiê e ao grande senhor do arco-íris, Oxumarê (Dã). Sinônimos: ambulo, iolo, maiolo. A planta deve ser usada em banhos de descarrego em casos de grande necessidade. Não é empregado em defumação. Não se mistura o malolo com outras ervas. Use-o sozinho, preparando a infusão em panela de barro, e jogue no corpo do ombro para baixo. Os pretos-velhos, como Pai Cipriano, usam-no sempre.

MALVARISCO

Planta de Exu e Bombogira. Sinônimos: malvaísco, chapéu-de--turco. Usada para banhos de descarrego de Bombogira e para enfeitar a casa de Exu.

MAMONA

Erva sagrada de Exu. Sinônimos: carrapateira, rícino. As sementes de mamona, socadas em pasta, são aplicadas em fricção nos otás; o óleo de rícino adquirido nas farmácias pode ser usado da mesma forma. A folha serve de recipiente para arriar ebós para Exu e para descarrego pessoal, quando se arriam sete padês em sete folhas com farofa de dendê, cada uma com uma parte dos axés da aves sacrificadas para Exu após o sacudimento do paciente. Dispostos os axés da ave, juntam-se as pontas de cada folha, amarradas por uma embira, formando um pacotinho. Coloca-se tudo num papelão grande e manda-se levar a sete encruzilhadas, acompanhando o paciente (abiã). A travessia se inicia pela última encruzilhada: nesta e nas seguintes, deixa-se, pelas mãos do ofertante, uma moeda ao lado de cada ebó.

MANGUEIRA

Árvore de Exu e Ogum Xoroquê. Usada para banho de descarrego, aplicado do pescoço para baixo, misturada com aroeira, pinhão-roxo, cajueiro e vassourinha-de-relógio. As folhas servem também para cobrir o chão dos candomblés, a fim de afastar maus fluidos e larvas astrais.

MANJERICÃO-MIÚDO

Erva de Oxalá. Usada na preparação de abô e nos banhos de purificação dos filhos de santo a entrar em obrigações ou serem recolhidos. É considerado pela medicina caseira como excelente eliminador de gases.

MANJERICÃO-ROXO

Erva de Obaluaiê e Iansã. Empregado nas obrigações de ori dos filhos de Obaluaiê. A folha, queimada como defumador, protege contra raios em dias de tempestades. Também é usada como purificador de ambiente. Não possui uso na medicina popular.

MANJERONA
Erva de Oxalá. Entra em todas as obrigações de ori, em banhos de limpeza ou descarrego e nos abôs. A medicina popular usa-a como corretiva de excessos de excitações sexuais, abrandando os apetites do sexo.

MELÃO-DE-SÃO-CAETANO
Planta de Xangô. Sinônimos: ervas-das-lavadeiras, cacateira. Não tem uso para o ritual. É antirreumática, antifebril e usada em banhos de assento para doenças ginecológicas, corrimentos etc.

MIL-HOMENS
Erva de Oxumarê. Sinônimos: angelicó, jarrinha, papo-de-peru. Usada na magia de amor, em banhos, misturada com manacá (folhas e flores), para propiciar ligações amorosas, aproximando o sexo masculino. A medicina caseira aplica-a como remédio estomacal, combatendo a dispepsia. As gestantes não devem usá-la.

NOGUEIRA
Planta de Oxalá. Não tem os fundamentos tão difíceis quanto o iroco, mas é a árvore sagrada do Rei do Mundo, a planta régia, bela e poderosa. É um forte depurativo. Nas obrigações de cabeça, ela é a rainha, limpa realmente e fortifica o ori.

OBI
Planta de Iroco. Sinônimo: noz-de-cola. Fruto da árvore africana coleira ou colateira, é muito utilizada nas religiões afro-brasileiras, pois é um poderoso gerador de energias. Obi ralado e misturado com água de chuva ("de trovoada") é dado ao iaô, três vezes ao dia. Mastigado, serve para anemia, fraqueza, males de estômago e fígado. É tônico para o coração e os nervos.

OFICIAL-DE-SALA

Leva a proteção de Ogum e Obaluaiê. Muito empregada nos banhos de descarrego, para afastar maus fluidos e em trabalhos feitos para afastar Exu e egum dos caminhos. O leite desta erva pode cegar, por isso o outro nome da planta é cega-olhos. Do cozimento das raízes é preparada uma infusão para matar vermes dos animais e curar feridas (úlceras).

ÓLEO-PARDO

Árvore consagrada a Ogum. Sinônimos: óleo-cabureíba, cabriúvado-campo. Na religião, seu óleo é utilizado para sacudimentos e banhos de limpeza. Na medicina popular, o óleo é usado em massagens para pessoas fracas dos nervos, e o unguento, derivado do óleo, para fechar feridas.

ONZE-HORAS

Erva de Ogum. Empregada em banho de descarrego ou limpeza dos filhos de santo. Na medicina popular, o suco é usado para resolver tumores.

OROBÔ

Fruto de Iroco, originário da África. Sinônimos: falsa cola, cola-amarga. Semente sagrada dos candomblés. O obi e o orobô são as hóstias dos cultos afro-brasileiros que têm seivas de Iroco correndo em suas artérias.

PALMA-DE-RAMOS

Folha de Ogum. É a folha da palmeira-real depois de benta na missa do Domingo de Ramos. É usada em defumações.

PALMA-DE-SANTA-CATARINA

Planta de Iansã. Usada para rituais de descarga.

PALMA-DE-SANTA-RITA
Sinônimo: gladíolo. Tem flores de diversas cores. A cor-de-rosa é de Oxum; a branca é de Nanã; a vermelha é de Iansã. Usada em defumações de limpeza e rituais de firmeza.

PALMA-DE-SÃO-JOSÉ
Sinônimos: açucena, amarílis. Tem flores de diversas cores. A variedade vermelha pertence a Xangô e Iansã; a branca é de Oxalá. Participa de todas as obrigações de cabeça e nos abôs de ori. O suco das folhas é usado externamente contra sarna e piolhos.

PATA-DE-VACA
Árvore que leva a proteção de Ogum e Iemanjá. Sinônimo: unha-de-vaca. É usada nos banhos de descarrego e abô. Na medicina caseira é destinada à cura de diabetes; é conhecida como insulina vegetal. O cozimento das folhas (chá) é recomendado para lavagens vaginais, em casos de leucorreias (corrimentos) e inflamações uterinas.

PAU-D'ALHO
Planta de Exu e Obaluaiê. Usada em banhos, após sacudimentos.

PINHÃO-ROXO
Planta de Ogum e Exu. Utiliza-se um galho dessa erva nos trabalhos de sacudimento de ilê (casas religiosas), residências ou locais de trabalho.

QUEBRA-PEDRA
Erva de Xangô. Usada em rituais de descarga.

QUEBRA-TUDO
Erva de Ogum e Xangô. Usada em defumações e banhos.

ROSA BRANCA
Flor de Oxalá e Oxum. Participa de todas as obrigações de cabeça. É usada, inicialmente, na lavagem do ori, ato preparatório para feitura. A medicina usa como laxativo (o chá) e no tratamento da leucorreia (corrimento) sob a forma de lavagens e chá ao mesmo tempo.

SAIÃO
Folha de Oxalá. Entra em todas as obrigações de cabeça, quaisquer que sejam os filhos e os orixás. Utilizada também no sacrifício ritual. Em qualquer contusão, socam-se as folhas, que são colocadas sobre o machucado, protegendo-o por algodão e gaze. Do pendão floral ou da flor prepara-se um excelente xarope que põe fim a tosses rebeldes e bronquites.

SALSÃO
Erva de Iemanjá. Sinônimo: aipo. Usada em banhos de limpeza e proteção.

SÁLVIA
Planta de Ogum e Oxalá. Sinônimo: pingo-de-lacre. Usada para obrigações de ori, no abô, em banhos e lavagem de contas. Do pendão floral prepara-se um tônico e adstringente para cura do odor ruim dos pés e suores. Boa também para aftas e feridas leves da boca.

SAMAMBAIA
Planta de Oxosse e Ogum. Usada em banhos de descarga ou para passar no corpo e jogar fora.

SANGUE-DE-DRAGÃO
Planta de Ogum e Oxalá. Sinônimo: sangue-de-cristo. Usada para obrigações de ori, banhos de descarrego, lavagem de contas e abô. Esta planta sofre transmutação em determinados períodos do ano. Ao dobrar-se uma folha, goteja uma seiva vermelho-carmim, líqui-

do semelhante ao sangue. Também é usada como tônico adstringente. O chá das folhas é usado como contraveneno.

SÃO-GONÇALINHO
Planta de Ogum. Sinônimo: língua-de-teiú. Folha de grande axé e fundamento para obrigações de ori, abô, lavagem de contas, sacudimentos e descarrego. Não se queima esta folha. Usa-se um molho (feixe) dependurado atrás da porta da rua, para afastar a inveja e os males, colocando-o em um lugar facilmente visto por quem entra em nossa casa, para que a planta nos livre dos maus fluidos e das vibrações negativas; desta forma, substitui a defumação. Na medicina caseira é usada para combater febres e gripes.

SAPÉ
Planta de Exu e egum. As raízes são usadas para banhos de descarrego, após os sacudimentos. O banho é aplicado do pescoço para baixo.

TRÊS-CORAÇÕES
Planta pertencente a Xangô, quarto alafim de Oyó, e à sua esposa Oxum, do dengo e da cachoeira. *Aieiêu, minha mãe!* A medicina caseira usa-a em chás contra a disenteria.

VASSOURINHA-DE-IGREJA
Planta de Exu. Usada para sacudimentos de ilê, roncó, casas. Juntamente com cipreste (de Nanã) e palha-da-costa (de Omulu), serve para espantar eguns. Todos os males são varridos com ela.

ZANGA-TEMPO
De Iroco-Tempo e Dã (a cobra sagrada), ambos filhos de Nanã (que é vodum e não orixá). Sinônimo: antúrio. Serve para amacis de limpeza da cabeça das iaôs, ebames, filhas de santo.

SEGUNDA PARTE
RITUAIS COM ERVAS MÁGICAS

OS BANHOS DE DESCARGA

O banho de descarga, como seu nome indica, serve para descarregar (eliminar) os fluidos pesados de uma pessoa. "Mas por que devemos tomar banhos de descarga?", indagam vocês. A resposta é: o banho é a renovação do corpo e da alma, pois quando o corpo se sente bem e se acha refeito do cansaço, a alma fica também mais apta a vibrar harmoniosamente.

Havia em todas as tradições antigas um rio sagrado ou um ritual religioso, no qual os povos iam se banhar para purificar-se física e mentalmente. Moisés, o grande legislador hebreu, impôs o uso do banho a seus seguidores. Na Índia, há o banho sagrado no rio Ganges. Em Roma Augusta o banho era um exercício alegre e dedicado aos deuses, principalmente a Baco (Dionísio). Na África, considera-se que a água tem grande poder de magia. Vemos até hoje, nos candomblés, as Águas de Oxalá e as águas dos potes e das tigelas nos pejis, além de outras mirongas com água e axé. Para os nossos índios, hoje os caboclos de umbanda, o banho no rio era alegria, lazer e descarga. O Paraíba era um rio sagrado para os tupinambás. Nele os índios faziam seus rituais secretos.

Mas vamos aos segredos do banho de descarga na umbanda. O mais usado é feito com ervas positivas, variando de acordo com os fluidos negativos que a pessoa está carregando e com os orixás que a pessoa traz no seu ori (cabeça). Mas não apenas os banhos de ervas são usados para descarga; há outros que são fortes descarregos de maus fluidos. Por exemplo: banhos de mar, de cachoeira, de água de mina (nascente), de chuva (axé de Nanã), de rio, com joias (axé de Oxum, dona do ouro), com metais (axé de Xangô) etc.

Hoje em dia há banhos de descarga que são comprados prontos, mas não os recomendo inteiramente, pois muitos não são preparados com o rigor que deveriam receber. Para preparar um banho, devemos colher as ervas certas, caso contrário não haverá efeito positivo e completo.

Nos candomblés, quem colhe as ervas é o mão de ofá, que antes de entrar na mata saúda Ossãe e oferece-lhe um cachimbo de barro, mel, aguardente e moedas. O sacerdote que se dedica às folhas, nos cultos de nação, é o babalossaim, e ele usa seus dotes para a cura, para a preparação de amacis e para os rituais de feitura de santo.

Mas, para nossos banhos de descarga comuns, nós mesmos podemos comprar ou colher as folhas e preparar a infusão: pegue um punhado de cada uma das ervas e coloque tudo em uma porção de água fervente, o quanto baste para um banho. Existem umas poucas regras básicas que devem ser seguidas. A primeira é que não se deve cozinhar as ervas, e sim jogá-las na água fervente, já fora do fogo. A outra é que não devemos deixar que outros preparem o nosso banho de descarga.

Um banho de descarga com ervas deve ser tomado após o banho rotineiro, de preferência com sabão da costa, sabão de coco de boa qualidade ou sabão neutro, para limpeza do corpo.

O banho não deve ser jogado brutalmente pelo corpo, e sim suavemente, com o pensamento voltado para as falanges que vibram naquelas ervas ali contidas. Por exemplo: se tomamos um banho com espada-de-são-jorge, devemos elevar o pensamento a Ogum guerreiro. Se tomamos um banho de rosas brancas, imaginamos Oxum e a falange do mar. E assim sucessivamente. Ao tomarmos o banho de descarrego podemos também entoar um ponto (corimba) chamando os guias que vibram com aquelas ervas ali maceradas.

Ao terminarmos o banho de descarga, devemos recolher as ervas e despachá-las em água corrente ou na praia.

Vejamos agora algumas receitas ensinadas por poderosas entidades da umbanda.

LIMPEZA DA AURA COM ERVAS SANTAS

Alho-macho
Salsão
Arruda
Guiné
Espada-de-são-jorge
Folha de fumo (tabaco)

Esta é uma receita de Pai João da Mata para solucionar problemas de embriaguez, vícios e perseguição por entidades malévolas.

BANHO PODEROSO PARA LIMPEZA DA AURA

Arruda macho
Arruda fêmea
Espada-de-são-jorge
Guiné
Folha de mangueira
Levante
Cipó mil-homens

Deve ser tomado se os problemas persistem após o uso do banho anterior.

BANHO DE OGUM

Açucena
Agrião
Angico
Aroeira

Esta é uma receita de Pai Cipriano para os casos mais complicados, que atazanam a vida da pessoa.

Logo após tomar este banho, a pessoa deve usar a Cruz de Santo André. Tratar-se de uma pequena cruz de madeira com um raminho de arruda enrolado de cima para baixo na haste maior. Sabe-se que a Cruz de Santo André é talismã de grande poder. Deve ser usada em tamanho pequeno, pendurada no pescoço, utilizando-se para isso uma correntinha de aço, virgem. Essa corrente é muito importante, pois quebra o olho-grande e afasta a inveja.

BANHO FAMOSO DE PAI JOAQUIM CONTRA FEITIÇOS

Sal grosso
Guiné
Arruda
Espada-de-são-jorge

Toma-se este banho durante três dias e despacham-se as ervas na beira da praia. Em seguida usa-se a poderosa Cruz de São Bartolomeu. É uma cruz de madeira, que tem uma maçã de cipreste presa bem no ponto de cruzamento dos dois lenhos. Nesse mesmo ponto, amarra-se um pequeno galho de hortelã pelo lado de trás da cruz. Se você precisar sair de casa, é recomendado deixar essa cruz pendurada atrás da porta de entrada. Assim, o objeto atuará como amuleto protetor do lar durante a sua ausência.

BANHO DE PAI JOSÉ DA UMBANDA

Água de chuva
Sete rosas amarelas
Arruda
Guiné

Antes de tomar este banho, recomenda-se cantar a seguinte corimba:

Ô meu Pai José,
Ô meu Pai José,
Segura terreiro, segura gongá,
Segura teus filhos de fé,
Meu Pai José.

Os que fazem uso deste banho, no momento de tomá-lo, devem concentrar o pensamento nos pretos-velhos da umbanda e nas coisas positivas; isto é importante para se obter o efeito desejado.

BANHO DE PAI SEMIROMBA PARA EVITAR PERIGOS

Espada-de-são-jorge
Comigo-ninguém-pode
Quebra-tudo
Levante
Guiné
Arruda macho e fêmea
Camboim (folhas)

Esse banho atrai a proteção das entidades contra situações perigosas.

BANHO PARA OS QUE TÊM PROBLEMAS DE DINHEIRO

Amoreira (folhas)

Todo banho em que entra amoreira é sempre banho fortíssimo; por isso mesmo só devemos usá-lo naqueles casos comprovadamente de real necessidade. Não se deve abusar dele para aliviar problemas leves ou causados por motivos fúteis. Vale a recomendação do velho pajé Tibiu, da tribo indígena que habitava os contrafortes da serra que circunda o arraial de Palmeirinha, distrito de Goianinha (Pernambuco). Dizia ele que amoreira é planta milagrosa, e com milagre não se brinca. Ele estava certo ao fazer tal afirmação.

BANHO DE OXOSSE PARA DESCARREGAR FLUIDOS PESADOS

Jurema (folhas)

Planta sagrada da umbanda, a jurema por si só constitui um poderoso banho de descarga.

BANHO PARA SOLUCIONAR PROBLEMAS EM CASOS DE JUSTIÇA

Quebra-tudo
Açoita-cavalo
Jatobá
Guiné
Folha de coqueiro
Espada-de-são-jorge (amarela)
Alecrim-do-campo

Ao fazer uso do alecrim-do-campo, deve-se sempre saudar Xangô. Nesses casos, o melhor é cantar a corimba que a seguir transcrevemos:

Xangô, Xangô, meu pai,
Segura a minha banda
Senão ela cai.

BANHO DE PROTEÇÃO EM CASOS DE AMOR

Rosas brancas
Jasmim
Lírio
Palma-de-são-josé
Arruda
Erva-cidreira

Este é chamado banho de Oxum, dona das cachoeiras. Sempre que usar este banho, não esqueça de acender, no local onde vai banhar-se, uma vela azul que deve ficar acesa durante o tempo de limpeza fluídica.

BANHO DE DESCARREGO NA FORÇA DE OIÁ GUERREIRA

Palma-de-santa-catarina
Palma-de-são-josé
Flores de angélica
Rosas brancas
Samambaia
Arruda (macho e fêmea)
Guiné

Oiá ou Iansã é orixá dos ventos. Rege a ventania e comanda os eguns com sua espada luminosa. Devemos usar este banho nos casos considerados difíceis. Ao tomar o banho é importante cantar a corimba correspondente, que vai aqui transcrita:

Iansã menina,
Que tem bela coroa,
Iansã menina,
Que tem bela coroa,
Não me deixe, pelo amor de Deus, Iansã,
Não me deixe à toa.

BANHO PARA OS FILHOS DE OXALÁ (1)

Girassol
Levante
Calistemo-fênico
Eucalipto-murta
Eucalipto-cidra

Este banho é adequado para aqueles que têm o axé de Oxalá no ori (cabeça).

BANHO PARA OS FILHOS DE OXALÁ (2)

Girassol
Cravos brancos
Lírios (copos-de-leite)

Este banho tem a mesma função do anterior.

SACUDIMENTOS
COM ERVAS E FRUTOS

Um segredo dos cultos de nação, guardado a sete chaves, é o sacudimento.

O objetivo do sacudimento é fazer com que se afastem, da pessoa em questão, os obsessores, os maus espíritos. E um bom sacudimento, com frutos, legumes, ervas e outros fundamentos, pode curar, salvar, afastar a maldade.

Em meio ao canto das iniciadas, em meio ao perfume da mata de Ossãe e Odé, vamos conhecer este mistério que é o sacudimento feito em nação africana.

O sacudimento é um trabalho de cura. Ele visa eliminar uma doença espiritual por meio de limpeza energética ou descarrego.

O sacudimento só pode ser realizado por um sacerdote experiente e bem treinado, que também esteja em perfeitas condições de saúde espiritual. Só podem participar do ritual médiuns desenvolvidos para trabalhos de cura e trabalhos com exus assentados, em especial exus curadores.

O sacudimento é ligado a Obaluaiê, a Nanã Burucô (vodum) e a Oiá Messan Orun (Iansã dos eguns). Na verdade, ele é uma oferenda à terra, mãe dos mortos, das larvas e das enfermidades.

COMO FAZER O SACUDIMENTO

Pode-se fazer o sacudimento em pessoas ou em lugares.

O sacudimento de lugares (residência, local de trabalho, abaçá) consiste em percorrer todos os cômodos do local, batendo um maço de ervas rituais em todos os cantos e rezando ou mentalizando o desejo de que o mal saia.

O sacudimento de pessoas consiste em passar ao longo do corpo do paciente todos os componentes de uma oferenda, e depois despachar essa oferenda. Ao passar pelo corpo da pessoa, os produtos atraem para si as cargas espirituais negativas que estão causando a doença. Desta forma, ao despachar a oferenda, essas cargas serão eliminadas junto com ela.

COMO DESPACHAR O SACUDIMENTO

Embora o material de um sacudimento possa ser despachado em água corrente, o modo mais seguro é despachá-lo na terra, seja numa encruzilhada, seja num cemitério. No caso dos sacudimentos mais fortes, feitos com alimentos vegetais e animais, o despacho é enterrado como oferenda à terra.

Muitos terreiros têm um local consagrado à terra, no qual existe um buraco que recebe todas as oferendas a essa grande divindade. Esse buraco só é aberto no ritual secreto de "dar de comer à terra", que consiste na entrega do material dos sacudimentos.

TIPOS DE SACUDIMENTO

Limpeza com ervas – utiliza um maço de folhas de ervas como alfavaca, peregum, abre-caminho e coqueiro. As ervas têm um efeito duplo: elas ao mesmo tempo anulam as cargas negativas e tornam positiva a carga energética da pessoa ou do ambiente.

Limpeza com outros produtos vegetais – os mais usados são: arroz, feijão, milho branco, milho amarelo, pipoca, bolos de farinha e pão. Este sacudimento visa atrair e despachar as cargas negativas.

Limpeza com produtos animais – o sacudimento pode ser feito com bifes, aves, fígado e outras vísceras, que devem estar bem frescos. Sua finalidade é atrair as larvas elementares que aderem à aura e agem como vampiros espirituais.

Limpeza com produtos minerais – os mais usados são o carvão vegetal e o sal grosso, que atraem as cargas negativas.

Sacudimento completo – feito com "tudo que a boca come", é o indicado para os casos mais graves de obsessão espiritual.

EXEMPLO DE SACUDIMENTO COMPLETO NO CANDOMBLÉ

Bolos de farinha – 4 bolos de farinha com água, 7 de farinha com dendê, 9 de farinha com água e cinzas; 7 ecurus (bolos de feijão-fradinho) e 9 acaçás (bolos de milho ou arroz). Estes últimos são comidas do candomblé.

Ervas – um maço de cada erva: peregum, são-gonçalinho e erva-de-santa-luzia (para o sacudimento); alfavaca, abre-caminho, para-raio, espada-de-iansã e espada-de-são-jorge (para banho de afastamento de exu e egum).

Farofas – um prato de cada: farofa de água, farofa de dendê e farofa de mel. No candomblé, a farofa de dendê para Exu é chamada mi-amiami.

Grãos – um prato de cada, dispostos separadamente: feijão-preto, feijão-branco e feijão-fradinho aferventados; feijão-fradinho e milho amarelo torrados; alpiste e sementes de girassol.

Hortaliças – um maço de couve-manteiga; um prato cheio com porções de sete legumes diferentes (chuchu, cenoura, batata-doce, batata-inglesa, beterraba etc.).

Produtos animais – 4 ovos, 7 bifes de carne bovina, 9 sardinhas cruas, 1 franga, 1 frango (macho).

Outros alimentos – um prato de pó de café; uma garrafa de cachaça.

Outros objetos – um casal de bonecos (um feminino e outro masculino), 4 moedas, 4 porções de pólvora, 9 velas brancas comuns.

Roupas – um traje completo com que a pessoa tenha dormido por duas noites; um lençol que tenha forrado a cama em que a pessoa dormiu sozinha por duas noites.

    O lençol é aberto no chão. A pessoa, vestida com a roupa do sacudimento, fica de pé sobre ele. Todos os alimentos são passados ao longo do corpo da pessoa e jogados sobre o lençol. A roupa é rasgada e também fica no lençol. A última parte do rito é o sacudimento com peregum, são-gonçalinho e erva-de-santa-luzia. Terminado o sacudimento, o lençol é embrulhado com tudo dentro, e despachado.
    O banho de afastamento de exu e egum deve ser tomado nos nove dias seguintes ao sacudimento.

A DEFUMAÇÃO NOS CANDOMBLÉS

Defuma com as ervas de Jurema,
Defuma com arruda e guiné,
Com alecrim, benjoim e alfazema,
Vamos defumar, filhos de fé.

Na Bíblia encontramos a cada passo referências a cheiros agradáveis. Ao descer da arca, Noé ofereceu um sacrifício queimando aves puras e "O Senhor respirou um agradável odor" (Gn 8,20). Ao determinar o modo pelo qual desejava ser adorado, Deus ordenou que, todas as manhãs, se queimasse no altar um incenso de suave fragrância (Ex 30, 7). E o Senhor disse a Moisés: "Toma aromas: resina, casca odorífera, gálbano, aromas e o incenso puro em partes iguais. Farás com tudo isso um perfume para a incensação, composto segundo a arte do perfumista, temperado com sal, puro e santo" (Ex 30, 34-35). E ao estabelecer a lei dos sacrifícios e das libações no Levítico, o Senhor mandou que se queimasse incenso e azeite, como um sacrifício pelo fogo feito ao Senhor (Lv 1, 14).

Os sacerdotes dos faraós usavam a fumaça obtida da combustão de uma ou diversas plantas, para defender e purificar conforme o ritual e os preceitos. Os iorubás, como os egípcios, davam grande valor aos defumadores. E os sacerdotes da umbanda e do candomblé também conhecem esses segredos.

DEFUMAÇÃO DE OGUM AFASTA OS MAUS ESPÍRITOS

Espada-de-são-jorge
Palma-de-ramos
Quebra-tudo
Levante
Guiné
Arruda (macho e fêmea)

Deve ser feita durante três dias, em caso de problemas de obsessão.

DEFUMAÇÃO DE XANGÔ PARA CASOS COM A JUSTIÇA

Quebra-tudo
Quebra-pedra
Levante
Guiné
Arruda
Palma-de-santa-rita
Espada-de-são-jorge

Os filhos de Xangô ou os que gostam deste orixá sincretizado em São Jerônimo devem defumar suas casas periodicamente com incenso e benjoim. E devem evitar a alfazema, inclusive em perfumes.

DEFUMAÇÃO DE OXUM PARA AS FILHAS DESTA SANTA

Manjericão
Manjerona
Levante
Arruda (fêmea)

Quebra-tudo
Alecrim

As filhas de Oxum devem usar bastante perfume, principalmente a verbena, e adornar-se com joias. Para problemas de dinheiro devem usar um banho com joias: na água desse banho, jogar joias de ouro, que depois podem ser usadas novamente.

DEFUMAÇÃO DE IANSÃ

Palma-de-santa-bárbara
Arruda (de duas qualidades, macho e fêmea)
Alecrim
Alfazema
Quebra-tudo
Guiné
Levante
Espada-de-iansã

DEFUMADOR PARA ATRAIR A FARTURA

Pó de café
Açúcar comum

Queimar às segundas, quartas e sextas, em todos os cômodos da casa. Depois cruzá-la com água limpa e uma vela acesa. Receita de Pai Antônio das Almas.

DEFUMAÇÃO DE OXALÁ

Espada-de-são-jorge
Espada-de-iansã

Levante
Guiné
Arruda
Manjericão
Sementes de girassol
Folhas de laranjeira
Folhas de limoeiro
Palmas-de-são-josé
Palma-de-ramos
Folha de coqueiro

Os filhos de Oxalá são muito invejados. Como temos acentuado, devem fazer uso da defumação de incenso puro todos os domingos e defender-se, pois são muito invejados.

TRABALHOS COM PLANTAS MÁGICAS

Para o Caboclo Mirim, chefe espiritual que me iniciou na umbanda, o mundo vegetal tem vida, sensibilidade, alma e espírito. Sim, pois o espírito é a centelha de vida; logo, se os vegetais respiram, sentem, nascem e morrem, eles têm vida, alma e espírito.

Pai Cipriano sempre afirma: "O importante é o uso do espírito da planta, e não da sua parte material."

Devem-se estabelecer as devidas diferenças entre os mundos material e espiritual. Não se deve tomar um banho de descarga com a mesma naturalidade com que se toma um banho comum. Há que se fazer como um ritual, e o efeito será completo. Até para se acender uma vela, na mata, para pedir proteção do orixá das folhas, deve-se acender a vela com fé, sentindo-se bem o que está fazendo.

TRABALHO COM PÓ DE CAFÉ

Sete pitadas de pó de café
Sete pitadas de açúcar
Uma cuia feita de metade de um coco
Uma vela
Uma pemba branca (giz ritualístico)
Uma rosa branca.

Coloca-se este trabalho num jardim, perto de uma árvore, para pedir proteção ao Povo do Cafezal. É um trabalho só para o bem: não o use para o mal pois terá péssimos resultados. Só peça coisas justas, pois estas falanges de pretos-velhos são muito bondosas e amigas, mas só desejam fazer o bem.

O FUMO AFASTA ENERGIAS NEGATIVAS

Para afastar forças negativas, use um cigarro ou um charuto e mentalize o que deseja. Caboclo Mirim da umbanda diz: com o charuto eu faço qualquer trabalho de magia, afasto o que quero, atraio o que quero.

Muitos kardecistas atacam a umbanda porque ela usa o fumo em seus rituais. É realmente algo que pode chocar, visto que o fumo é um vício, e prejudicial. Assim, vamos ver o porquê de os caboclos fumarem.

O tabaco era usado como planta mágica pelos indígenas. O fumo era uma das plantas mais alucinógenas que existiam, mas hoje ela perdeu este dom, ao tornar-se um hábito rotineiro.

Nos ritos dos índios, os homens faziam charutos enormes e fumavam até perder a noção da realidade. Entravam em êxtase. Esse estado de embriaguez era essencial para falar com o Grande Espírito.

Os europeus também usaram o fumo desta forma, até que ele se tornou rotina. Assim, se os caboclos fumam, é lógico que o fazem exatamente como seus ancestrais e eles próprios, quando encarnados nas terras da América.

O TABACO NA CURA DE PROBLEMAS RESPIRATÓRIOS

Se você tiver, por exemplo, problemas de rinite, aí vai a receita de Tio Chico:

Uma porção de tabaco em pó
Uma porção de hortelã seca esfarelada

Misture as duas ervas e use a mistura para cheirar. Esse preto-velho tem feito, com estes dois produtos, enormes curas de rinites.

TRABALHO DE CURA COM A FORÇA DE OSSÃE

Quando se tem problemas de enfermidades psíquicas, deve-se fazer a seguinte oferenda para Ossãe na mata:

Um cachimbinho de barro
Um pote de barro contendo mel
Uma garrafa de aguardente de boa qualidade
Um charuto
Uma caixa de fósforos

Deve-se colocar a oferenda numa clareira na mata, local sossegado e puro, onde a atmosfera esteja impregnada de vibrações das plantas mágicas.

Enquanto se entrega a oferenda, deve-se fazer uma reza para Ossãe:

Dona das folhas que enchem a terra de vibrações positivas, dona do verde que vem da magia de Gonduana, primeiro continente que surgiu na Terra, dona das ervas com que os caboclos trabalham na umbanda, que os iaôs deitam para atrair os orixás de seu ori, interceda junto aos espíritos das matas, para ajudar-me no meu intento. Assim seja.

TRABALHO DE CURA COM A FORÇA DE OXOSSE

Para fazermos um tratamento na força de Oxosse, devemos usar as seguintes folhas:

Cróton
Cacatinga
Caiçara
Alfazema-de-caboclo
Capim-limão
Cipó-caboclo
Cipó-cravo
Coco-de-iri
Erva-curraleira
Incenso-de-caboclo

Prepara-se um banho com as folhas e, ao tomá-lo, pode-se cantar uma cantiga para Oxosse na vibração das matas:

Oxosse lá na Jurema,
Manda as folhas cá pra nós.
Oxosse lá na Jurema,
Manda as folhas cá pra nós.
Mas que caboclo bom, ai, ai,
Manda as folhas cá pra nós.

TERCEIRA PARTE
SEGREDOS DE PODER

QUIZILA DE SANTO

Vamos falar, agora, de uma parte muito importante no candomblé, onde os erós (segredos) são muitos. Sabemos que o africano veio de um mundo cheio de mistérios e trouxe para o nosso mundo moderno as influências do seu antigo culto. Os africanos ocidentais, como os egípcios, possuíam uma crença profunda na existência de Deus onipotente, onisciente, imanente, árbitro final da vida e do destino do homem. E Deus criou a natureza para ser o lugar onde todas as suas criaturas deveriam viver.

Como sabemos dentro do culto de nação, as forças da natureza exercem influência sobre tudo quanto vive na face da Terra. Nós humanos somos corpos abertos para essas influências da natureza. Para vivermos bem, conforme as nossas provações e de forma a obtermos favores divinos dos deuses (orixás), é preciso que estejamos sempre em harmonia com o nosso eledá (anjo da guarda). Podemos muitas vezes deixar isso passar despercebido, mas, se prestarmos mais atenção, vamos chegar à conclusão de que devemos viver de acordo com aquele que foi escolhido para guiar o nosso destino, ou seja, nosso orixá que serve de mensageiro divino, ligando o Universo à Terra e prestando contas de nossos atos a Olorum (Deus criador).

Todos nós temos uma certa atração por determinadas cores, aromas, sons ou sabores. São os nossos gostos e costumes pessoais. Por outro lado, não é todo perfume que uma pessoa pode usar, pois entre eles existe algum de aroma incompatível com o nosso eledá. O mesmo acontece com certos odores, como os dos defumadores. Os indianos dizem que o guru (guia espiritual) da pessoa não gostou do olor, pois cada ser tem sua erva para fazer seu perfume, e quando sentimos o cheiro de uma essência que não combina com o nosso eledá, passamos a nos sentir mal, temos às vezes tonteiras, náuseas etc. O mesmo se dá com joias, comidas e tudo que usamos e não combinam com nosso eledá.

Para o leigo isso pode não ter significado algum, mas para o iaô (iniciado) significa muito. É o que chamamos de quizila do santo. O que a medicina moderna trata por alergia, nós no culto de nação chamamos de quizila. Todos nós temos nossas quizilas, uns de modo mais acentuado do que os outros. Atravessar mar ou rio, fazer velório, ir a cemitério e uma infinidade de outras situações também são exemplos de quizilas semelhantes ao que a Psicologia chama de fobia.

A quizila, no candomblé, não é vista como um mal, mas sim como uma influência, que a pessoa recebe, que não é da matéria, mas sim do orixá de cada um. Às vezes o leigo pode criticar, mas nos cultos afro-brasileiros existem muitos fatos curiosos de quizila do santo — algumas influenciam até os relacionamentos humanos. Há pessoas que nos traem mais que outras, que nos causam aversão. O modo diferente de encarar esses fatos é o que torna mais fácil a cura no culto de nação do que no médico.

Muitos iniciados, na tirada de quelê (cerimônia final da iniciação), fazem a quebra de quizila pelo babalaô (pai de santo). As quizilas só podem ser quebradas por orientação do jogo de búzios, pois há algumas que não podem ser totalmente anuladas.

Quando o iaô é iniciado no candomblé, a primeira preocupação do babalaô é ver e explicar os preceitos do seu orixá. Quem carrega Oxalá na coroa, por exemplo, se dará bem de branco. Também é preciso escolher com cuidado as ervas do santo, os defumadores, o banho de mar, rio ou cachoeira, e até o banho frio ou quente: algumas pessoas não se dão bem com nenhuma espécie de água. Cabe aos ebamis (ajudantes do culto) conhecerem as ervas, as folhas para abô e sacudimentos. O mão de ofá sabe que as folhas têm grande poder mágico, servem para descarregar os males que recebemos durante o dia ou semana; mas para passarmos pelas folhas temos que saber escolhê-las, de acordo com o nosso orixá.

QUIZILAS ALIMENTARES

Para falarmos de todas as quizilas teríamos que escrever um livro, pois se trata daquilo que está sob o domínio de cada orixá. Vamos apenas dar um pequeno esclarecimento sobre as quizilas relacionadas aos alimentos.

Em relação aos animais de dois e quatro pés sacrificados no culto, temos que as diferentes partes de seu corpo pertencem a diferentes orixás. O mesmo ocorre com animais da mesma espécie, mas de cores diferentes. Vejamos alguns exemplos.

- O peito, a costela e a rabada do boi, além do peito do galo vermelho, são de Xangô.
- As asas e o sobre da galinha são de Iansã.
- A parte superior das costas da galinha são de Oxum.
- Os pés dos animais são da Pombagira.
- A cabeça é de Nanã.
- A galinha vermelha é de Iansã.
- A galinha branca é de Oxum e Iemanjá.
- A galinha cinzenta é de Nanã.
- A galinha arrepiada é de Ossãe.
- O galo carijó e os animais silvestres são de Oxosse.
- O pombo, o galo e o cabrito brancos, bem como o carneiro, são de Oxalá.
- O galo e o cabrito pretos são de Exu.

Quando são feitos sacrifícios animais, essas partes e esses animais específicos são o alimento dos orixás a que são consagrados. São sagrados e interditos para os filhos do orixá a que pertencem. Segundo o fundamento da religião, então, quem for filho de Oxalá não poderá comer pombos, galo ou cabrito brancos, nem carneiro de espécie alguma. Quem for de Oxosse não poderá comer galo carijó nem porco do mato, assim como não poderá matar cobra.

Logo, pelas quizilas, o iaô não poderá comer a carne do animal e o vegetal ou a fruta do orixá a quem pertença.

SEGREDOS DE SEU JAGUARI
SOBRE OS DIAS, OS MESES E AS PEDRAS DOS ORIXÁS

Cada planta tem seu poder, mas fica mais forte se usada no dia certo. Faça o uso das ervas de preferência no momento em que a entidade a que a erva pertence tem sua força.

AS ENTIDADES E SEUS DIAS DA SEMANA

Segunda-feira – Exus em geral (umbanda). No candomblé, antes do meio-dia devemos saudar Ossãe, dona das folhas que matam e curam.
Terça-feira – Ogum, Oxosse, Xangô.
Quarta-feira – Iansã, Xangô, Omolu.
Quinta-feira – Oxosse, Ogum.
Sexta-feira – Iemanjá, exus da Calunga Pequena (o cemitério), Ogum Iara e, às vezes, Oxalá.
Sábado – Oxum, Nanã Buruquê.
Domingo – Oxalá Maior.

Esta classificação sofre variações de acordo com as diversas vertentes da tradição afro-brasileira. Assim, no livro *As sete forças da umbanda*, de minha autoria, anotei assim:

Segunda-feira – Exu e Omolu.
Terça-feira – Nanã e Oxumarê.
Quarta-feira – Xangô e Iansã.
Quinta-feira – Oxosse e Ogum.
Sexta-feira – Oxalá.
Sábado – Iemanjá e Oxum.
Domingo – dedicado a todos os orixás.

DIAS FAVORÁVEIS DOS MESES PARA A FEITURA DE BANHOS COM ERVAS MÁGICAS

Janeiro – dias 1, 2, 15, 26, 27 e 28.
Fevereiro – dias 11, 21, 25 e 26.
Março – dias 10 e 24.
Abril – dias 6, 15, 16, 20 e 28.
Maio – dias 3, 13, 18 e 31.
Junho – dias 8, 11, 15, 25, 26.
Julho – dias 9, 14, 15, 28.
Agosto – dias 6, 7, 10, 11, 16, 20 e 25.
Setembro – dias 4, 8, 9, 17, 18 e 23.
Outubro – dias 2, 7, 19, 21 e 22.
Novembro – dias 5, 14 e 20.
Dezembro – dias 14, 15, 19, 22 e 25.

O tempo mais propício para se preparar um amaci é na noite de lua cheia. Deixa-se no sereno até o dia clarear e guarda-se antes do sol esquentar.

Também costuma-se preparar as ervas de acordo com os signos zodiacais, e neste caso recorremos à Astrologia.

De um modo geral, as plantas que receitamos aqui, mesmo usadas fora dos Arcanos ou do Zodíaco, dão resultados satisfatórios, mas é preciso lembrar que a Lei do Karma existe. E cada um só recebe o que realmente merece. Plante o seu destino e colha só o que plantar. Edifique a sua casa em terra forte e firme, senão o vento a destruirá. A Lei da Vida é sublime, certa, impossível de cometer qualquer erro. Os antigos sabiam usar a planta, sabiam comer o que era certo, por esta razão não sofriam como o homem moderno, intoxicado pelos próprios vapores do progresso.

A CURA PELAS FLORES E PELOS PERFUMES NA MAGIA DA UMBANDA

Cada um de nós deve usar um perfume que nos seja favorável. Nem todos nos sentimos bem com alfazema ou com incenso; isso depende do eledá (anjo da guarda) do eloim ou do guia que trazemos no ori. Mas, de um modo geral, podemos fazer uma escala de flores e perfumes que podem ser usados de acordo com o dia da semana.

Segunda-feira – Incenso, cânfora, flor do gengibre e sua raiz, ervilha-de-cheiro, tolu, lilás.
Terça-feira – Incenso, mirra, cravo vermelho (Ogum), aloés, pimenta-do-reino, alho, limão e narciso.
Quarta-feira – Incenso, alecrim, acácia, junquilho, zimbo, valeriana, aniz-estrelado, margarida, funcho, miosótis, chá, camélia, gardênia, alfazema, magnólia e aniz.
Quinta-feira – Violeta, manjerona, aniz-de-feiticeiro, cássia, cedro, guaiaco (também usado aos domingos), cravo, noz-moscada, melissa, benjoim, rosa vermelha.
Sexta-feira – Pinheiro, mangueira, papoula, cravo branco, jasmim, gerânio vermelho, orquídea, sabina, musgo de cheiro, capim-cheiroso.
Sábado – Alfazema, orégano, erva-cidreira, espada-de-são-jorge, sândalo, chá-da-índia, louro (só para mulheres solteiras e virgens), girassol, laranjeira, canela.

Os perfumes devem ser usados pela manhã ou quando sentimos que o ambiente está precisando de ser limpo astralmente. Mas, lembre-se que a força maior não é a do mago nem a do sábio, e sim a que vem da Verdade, do coração limpo, e que se revela no amor ao próximo.

TRABALHOS COM PEDRAS

A medicina mágica, de que trata este livro, diz que podemos curar enfermidades com o uso de pedras, e assim vamos ver o que nos é revelado pela Bahia de Todos os Santos, de todos os axés, de minas e jejes, de ketos e sinhás de saias de roda. Axé!
Segundo os orientais, todo ser humano emite uma vibração. É o que chamamos de aura. Usamos os banhos, a defumação com ervas, para melhorar e limpar a nossa aura. Ao incorporarmos nosso guia, a aura muda de cor, pois entra na cor do orixá. Assim, em trabalhos com ervas, podemos usar as pedras para melhorar a nossa aura, nossa vibração. Das terras da Bahia vêm as receitas. Use-as para o bem.

Esmeralda – Abre os caminhos. Deve ser imantada com arruda macho e guiné.
Rubi – Corta demandas e o olho-grande. Deve ser imantada com espada-de-são-jorge.
Água-marinha – Traz o amor, faz a paz entre os esposos. Deve ser lavada em sete ondas do mar.
Magnetita – Traz dinheiro. Deve ser preparada com rosas vermelhas e usada em anel de ouro.
Jacinto – Protege contra a peste. Deve ser imantado com uma vela de cera e gerânios.
Pérola – De Iemanjá. Deve ser usada só por pessoas que sejam de bom coração, pois ativa as nossas qualidades, quer boas ou más. Deve ser lavada em água de rosas brancas e pétalas de rosa azulada.

Coral – De Iansã. Usada para afastar almas. Usada em medicina mágica contra as infecções. Imanta-se em rosas amarelas, levante, alfazema, palma-de-santa-rita e arruda macho e fêmea.

Ametista – Pedra de Nanã, assim como a turquesa. Lava-se em água de chuva e palma de coqueiro, além de nogueira.

Granada – Esta pedra tem uma lenda muito linda: na Índia diz-se que Shiva, o grande Deus, em sua caminhada pela Terra, sentiu sede. Então desceu a um regato manso e bebeu. Mas, ao subir para os céus, um espinho rasgou a sua mão. E o sangue divino caiu sobre a terra e se transformou em granadas. Por isto a granada é usada para afastar todas as más influências: a granada tem força. Imante-a com rosas vermelhas, cipó-cravo e barba-de--velho (de Oxalá).

A MEDICINA CASEIRA
E RELIGIOSA DO SERTÃO

Pelo sertão do Nordeste brasileiro, pelas terras vermelhas do cacau da Bahia, pelas caatingas cresce a medicina mágica. Há tabus, proibições, remédios estranhíssimos. É a medicina caseira, cabocla, sertaneja ou popular. Ela é praticada em larga escala, não apenas no Brasil, mas por todo o mundo, nas povoações que lidam com a terra. Esta medicina é ligada à terra, ao culto da terra de onde vem a vida, ou melhor, a subsistência.

Esta medicina rústica se apoia em fenômenos de ordem psicológica. Chazinhos, benzeduras e rezas são iguais; uns atuam por dentro, outros por fora, diz o sertanejo.

Os curadores, os raizeiros e os feiticeiros estão no mesmo plano. Curam pela medicina mágica. As fumigações e os passes são a grande arma desta medicina.

Os remédios usados por estes curadores são: chás, mezinhas, lambedouros, garrafadas, cataplasmas, unguentos, purgantes, vomitórios, suadouros. Além destes remédios, os médicos de chapéu de palha e de chapéu de couro receitam os banhos de descarga, de que já tratamos em outro capítulo deste livro.

Assim como os antigos hebreus, nosso sertanejo confia nos óleos e no poder curador das árvores. Ligado à terra, ao grão, vendo a natureza brotar e desenvolver-se em seu dia a dia, o homem do sertão, como o homem primitivo, só crê na medicina mágica. Remédio de doutor, diz o sertanejo, só em último caso. Só quando a velha medicina empírica falha é que o sertanejo vai à procura de medicina científica. Aliás, como aceitar esta como a verdadeira medicina e rejeitar a outra? A outra medicina existe e sempre existirá...

AS PLANTAS NA MEDICINA POPULAR

Oxosse e Ossãe, que receitam ervas e raízes, vibram nas folhas, frutos e raízes. Segundo a voz do povo, elas têm o dom de curar as enfermidades abaixo relacionadas:

Abscesso – Bardana, cardo-santo, jurubeba, malva e pau-d'alho.
Aborto – Limão e salva-do-rio-grande-do-sul.
Acidez na boca – Limão, poejo, romã.
Acne – Limão (em lavagens locais).
Ácido úrico – Limão, agrião, cordão-de-frade.
Adenite – Limão e eucalipto.
Afonia – Limão.
Aftas – Limão e saião.
Alcoolismo – Maracujá-açu.
Amenorreia – Louro, melão-de-são-caetano.
Amigdalite – Jequitibá, limão, romã (chá da casca).
Anemia – Carqueja, pita, agrião-do-pará.
Angina – Sabugueiro.
Antraz – Limão, abóbora amassada (em cataplasmas).
Apoplexia – Limão, alfazema.
Arteriosclerose – Sete-sangrias, limão e fumária.
Artrite – Açoita-cavalo.
Asma – Cambará, cambuí, alfazema, caapeba, azedeira, celidônia.
Beribéri – Marapuama, limão.
Bócio – Trevo-cheiroso e limão.
Bronquite – Sálvia, serpão, eucalipto.

Cálculos biliares – Agrião, limão, tamarindo.
Caspa – Limão (em lavagens).
Catarros – Hortelã, limão.
Catarro do intestino – Malva.
Cirrose – Limão.
Cistite – Erva-tostão, borragem, angelicó, quebra-pedra.
Clorose – Alfazema, angélica, angelicó, bucha, jurubeba.
Cólica hepática – Boldo, jurubeba.
Conjuntivite – Limão.
Depurativo do sangue – Salsaparrilha, limão.
Diarreia – Guaraná, aniz.
Espasmo – Erva-cidreira, limão.
Fístula – Limão.
Impotência – Catuaba, marapuama, algodoeiro, limão.
Inflamação das vias urinárias – Limão, alcaçuz, carqueja.
Mau hálito – Limão.
Reumatismo – Cinco-folhas, cordão-de-frade, artemísia-de-praia, borragem.
Sífilis – Erva-de-bugre, guaco, guaiaco, carnaúba, língua-de-vaca.
Sinusite – Eucalipto e limão (em inalações).
Tísica – Limão, agrião, salva.
Úlcera (estômago) – Saião.
Úlcera varicosa – Erva-de-santa-maria (também em feridas).
Zumbido – Limão.

AO SOL DA CAATINGA, A CURA PELA ÁGUA E PELO SOL

Quem tem maus sonhos deve recorrer a água da fonte, bem limpa, em sete banhos.

Quem tem dificuldade de respirar deve lavar a cabeça em água de chuva.

Estas práticas de abluções com água são comuns. No sertão a água é mais escassa, mas benéfica, curadora e até mágica. Quando ela falta, falta a vida, seca tudo. Água é vida, daí ela entrar em todas as garrafadas de ervas. Assim como também o álcool, água de alambique...

O sol também cura, mas não se deve expor a cabeça totalmente ao sol, dizem os sertanejos. A chuva cura, corta feitiços, olho-grande.

TALISMÃS COM METAIS E ERVAS DO SERTÃO

As plantas são o grande dom da Natureza. O povo do sertão ama e conhece as plantas sertanejas. Sabe usá-las de formas variadas. Uma delas é fazer uso em talismãs.

Na festa de Juazeiro do Norte, em homenagem a Padim Ciço (Padre Cícero Romão), foram recolhidos quatro patuás mágicos conhecidos no sertão nordestino. São do uso da velha medicina popular do Brasil. Símbolos de fé, da desesperada necessidade de crer em algo sobrenatural, que parece ter o sertanejo.

1) Uma folha de saião e uma meia-lua de metal, num saquinho branco.
2) Uma figa e um galho de arruda, num saquinho azul de fazenda nova.
3) Um *sino-saimão* (signo de salomão, estrela de seis pontas) e um galhinho de guiné, num saquinho de couro virgem.
4) Uma medalha de santo, uma fava olho-de-boi, num saquinho de pano vermelho. Contra o mau-olhado secador.

Além destes patuás, o sertanejo faz uso dos seguintes talismãs, com ervas e outros produtos considerados de bom augúrio:

5) Uma pequena mecha de algodão embebido em óleo do Santíssimo, com folhas de guiné e arruda.

6) Uma medalha de Padre Cícero, com espada-de-são-jorge e um pingo de cera de vela.
7) Um pedacinho de dente de jacaré e uma folha de mangueira.
8) Uma folha-da-fortuna com uma imagem de Santo Antônio e sete folhas de arruda.
9) Um pedaço de couro cru, azeite e folhas de alecrim verdinho.

Todos estes patuás, talismãs e bentinhos são típicos do sertão. Até onde vai o seu valor, não podemos saber. Sabemos que um dos caboclos da umbanda mais "mirongueiro", o Boiadeiro, usa muitas magias como estas. E a magia talismânica é tão antiga quanto o homem.

CHÁS TRADICIONAIS DA MEDICINA POPULAR BRASILEIRA

Jurubeba: a raiz é indicada no tratamento de doenças hepáticas, nos casos de dispepsias e diabetes. Preparada em cozimento.
Jasmim-árabe: usado no tratamento da obesidade e como diurético, e também em problemas de circulação como tônico cardíaco.
Alcachofra: as folhas são usadas por Pai André para os problemas do fígado, colesterol e vesícula. Prepara-se em processo de infusão.
Maytenos: a tintura e o chá das folhas são usados para problemas estomacais, intestinais e no tratamento do reumatismo e artritismo.
Boldo: sob as formas de tintura e chá das folhas, é receitado pelos caboclos, usado em todo o Brasil, para a má função do fígado.
Congonha-de-bugre: o chá das folhas é diurético e tônico cardíaco.
Picão-da-praia: planta mágica receitada pelas caboclas da água. Cólicas estomacais saram rapidamente com o seu uso.
Catuaba: receitada pelo Caboclo Rompe Mato e pelos exus como afrodisíaca.
Romã: o chá da casca do fruto é receitado pelos pretos-velhos para os problemas da garganta, em gargarejos.

Erva-de-santa-luzia: é receitada contra males dos olhos pelos exus que trabalham para o bem.

Canela-preta: para os casos de diarreia, dispepsia, dores no ventre. É receitada pelos erês, que são os meninos que colhem flores, frutos e raízes durante a iniciação nagô. Esses espíritos infantis, chamados Tupãzinho, Doum, Trovãozinho, conhecem ervas e raízes como ninguém.

SEGREDOS DA MEDICINA ANTIGA

Aqui, por meio de fórmulas antigas, receitas tradicionais, vamos ensinar a cura sem a medicina científica atual. Velhos pergaminhos serão abertos e revelarão milhões de encantamentos vindos da Grécia antiga e dos hebreus; da Babilônia com seus tempos dourados, seus zigurats, de onde os médicos-sacerdotes espiavam as estrelas; e principalmente do Egito. Sacerdotes de Ísis e Esmum passearão por estas páginas. Faraós, negros islamizados, feiticeiros e pajés revelarão a sua verdade. Mas entre estes feiticeiros e sibilas não deve andar toda a verdade; a verdade está em parte com eles, em parte com a ciência. Ciência e magia têm muitos pontos comuns, e alguns estudiosos afirmam que tudo que a ciência sabe hoje em dia deve à magia...

AS ERVAS E RAÍZES NO ANTIGO EGITO

Todo o Egito era impregnado de receitas, métodos infalíveis de curas. Para cada doença havia uma reza, uma erva, um modo de cuidá-la, sem outro processo que não o mágico.

A tradição afirma que as próprias fórmulas usadas pelos alquimistas que transmutavam metais originaram-se de antigas fórmulas egípcias, da medicina mágica, que vieram principalmente de Hermes Trimegisto, que por vezes é identificado com Ftás, ou Thot, ou ainda com Khnum. Os manuscritos e papiros conservados nos museus da Europa e do próprio Egito falam especialmente da purificação do chumbo e do estanho, da transmutação deste metal em prata, do embranquecimento do cobre, do tecimento em ouro, sendo que nesta última operação, em que o ouro puro surgia aos olhos assombrados dos alquimistas, entravam o sal e o alume (que era usado em magia desde o século VI a.C.).

Antigos papiros médicos egípcios contêm tratados clínicos com numerosas fórmulas, o que prova que os egípcios oscilavam entre a medicina e a magia. Isto é, para cada doença havia um medicamento e também um passe magnético ou exorcismo.

Os sacerdotes-médicos egípcios atribuíam cada doença ao efeito da cólera dos deuses ou do *ka* de certos homens. O ka era para os egípcios uma das almas que cada corpo humano possuía. A outra alma, *ba*, representada por um gavião de cabeça humana, separava-se do corpo após a morte e emigrava para o outro mundo. A alma ka ficava junto ao cadáver e vivia uma existência mágica em meio aos objetos cotidianos e de culto pertencentes ao morto, e podia até penetrar numa estátua, dando-lhe vida. Assim, se o ka de um morto se "encostasse" num vivo, ele certamente ficaria doente e somente um exorcismo apropriado expulsaria o espírito perturbador.

Apesar dos séculos decorridos, o homem não abandonou estes conceitos, tampouco o de medicina mágica. Noção semelhante têm os iniciados na doutrina espírita, pois crêem que um espírito ainda não iluminado, conservando impurezas e fraquezas humanas, pode, ao se "encostar" num ser humano, trazer-lhe doenças físicas.

O ka era expulso com passes magnéticos, ritos secretos e invocações que aliviavam o doente. As fórmulas dos remédios mágicos incluíam ervas colhidas em condições especiais, em horas determinadas, do dia ou da noite, assinaladas com fórmulas cabalísticas e preparadas na forma de cozimentos. Eram coadas depois de submetidas à ação da Lua ou dos astros, e eram bebidas pelo enfermo, à luz de três lâmpadas de óleo, condição indispensável, segundo os papiros, para que fizessem efeito.

As invocações mais fortes eram escritas em uma tabuinha de madeira que o doente devia levar suspensa ao pescoço e que servia para aliviar seu portador do mau-olhado. Outra receita mágica era recitar uma oração junto a um boneco que representava o enfermo e depois jogar esse boneco longe da casa do doente. Outro encantamento, destinado a cortar o mau-olhado, consistia em selar com cera a boca de uma estátua ou amarrar os membros dela. No primeiro caso, pronunciavam-se fórmulas mágicas sobre a boca, para paralisar a língua do agressor. Era adotado o mesmo procedimento para paralisar os membro (as ações) de quem estaria mandando feitiços ao doente.

A MEDICINA MÁGICA DA GRÉCIA

Na Grécia, os templos de Esculápio (deus da Medicina) reuniam milhares de enfermos para a cura divina. A principal prática nesses templos era a cura através dos sonhos. Os restos deste templo estão aí para mostrar como as curas ocorriam. Os doentes dormiam, juntos, num espaço específico do templo. Durante o sono, Esculápio e os doutores do espaço (os deuses) curavam-nos. Como? Em algum momento dos seu sonhos, o enfermo ouvia uma voz que lhe dava uma orientação. Ao acordar, os doentes contavam seus sonhos aos sacerdotes, que os interpretavam e davam o tratamento específico a cada um.

Todos os oráculos gregos receitavam remédios e adivinhavam a doença que acometia o consulente. O princípio do oráculo era uma conversação entre o sacerdote e a divindade. Para que os deuses receitassem, os gregos tinham as pítias ou pitonisas. Eram, em geral, mulheres simples, conservadas no templo e as quais o Deus possuía de verdade: penetrava seu espírito e as fazia falar. Era o mesmo processo dos médiuns espíritas e umbandistas atuais.

Em Delos havia um oráculo de Apolo (filho de Zeus) onde eram consultadas diariamente cerca de cem pessoas. Cada uma levava, ao sair, uma receita, com previsão para a cura total. Aliás, pode-se dizer que o oráculo de Delos presidiu os destinos da Grécia. Todas as guerras entre Atenas, Esparta e outras cidades-estados foram conduzidas pelas palavras dos oráculos. E os feridos foram tratados pelas receitas dessas pítias, que levavam ervas, patuás, sal e amuletos famosos.

As pítias viam a natureza das doenças e depois receitavam unguentos, ervas, defumações. Elas entravam em delírio sagrado através de vapores naturais emanados do solo ou por meio da queima de ervas que provocavam o transe. Certas pítias utilizavam, uma vez por mês, o sangue de um carneiro sacrificado.

Tudo isto era feito para obter receitas para a cura das enfermidades, prever o resultado das guerras, vencer as dificuldades diárias. Semelhante processo era usado na África Negra (Nigéria), onde os eluôs (adivinhos iorubás), por meio de colares mágicos (opelê-ifá), afastavam a doença, após a consulta aos deuses sobre o remédio apropriado.

A MEDICINA ORIENTAL

Os lamas do Tibet conheciam os processos da medicina mágica. Muitos mosteiros têm segredos médicos profundos, que foram o apanágio de certos lamas. Lá, nos mosteiros do Tibet, envoltos em bruma e frio, em incenso e aloés, os sacerdotes tratavam seus doentes com a sabedoria antiga, dizendo: *homem sadio, universo sadio*. Esta medicina durante séculos esteve certa de que o homem não é mais do que uma parcela que não se pode compreender, tratar, curar, senão conhecendo o todo no qual ele (o homem) está inserido. Daí deriva sua teoria da Criação e destruição dos universos, ou melhor, sua manifestação e dissolução dos universos. Essa medicina descreve os estágios da matéria nestes dois processos opostos: o homem vive e morre como os universos e a matéria evolui nesses dois movimentos. O ser humano é dividido — segundo iogues da Índia, os mais sábios — em Vata (vida), Pitha (espírito) e Kapha (matéria). O objetivo da sua medicina não é apenas curar uma pessoa, mas salvá-la definitivamente, dando-lhe a Moksha, ou vida feliz, eterna.

Quando o organismo precisa de drogas, a medicina ayurvédica (indiana) utiliza produtos de origem vegetal, animal ou mineral. Entre as drogas vegetais, são utilizadas as folhas, as raízes, as flores, os frutos, os ramos ou as cascas de árvores há muito aceitos como sagrados e eficazes. Entre as drogas animais, os indianos usavam cascos, excrementos, pelos e ossos (até os de elefante). As drogas minerais eram feitas com pedras preciosas (usadas também na medicina romana) como pérolas, dente-de-tigre, esmeraldas e rubis.

SUA ALIMENTAÇÃO PODE LHE CURAR OU MATAR

A alimentação tem um lugar determinante em todo tratamento na medicina oriental. Ela é a contribuição cotidiana, segundo a qual seu corpo se destrói ou se constrói. Sua alimentação deve se adaptar às estações do ano, aos lugares e aos temperamentos. O mesmo acontece com as drogas, dizem os médicos tibetanos. Certos óleos medicinais são cozidos mil vezes, para tornarem-se eficazes.

Os alimentos adulterados pela industrialização e as bebidas alcoólicas podem ajudar a destruir o organismo, dizem os sábios do oriente. Se qualquer ser humano passar a alimentar-se certo, comer só o que seu organismo aguenta, beber pouco álcool, usar arroz integral e algas marinhas (alimentação do futuro), por certo estará livre de doenças terríveis que acompanham o homem ocidental, afirmam os seguidores da macrobiótica japonesa. E se aos poucos você usar estas receitas vindas do oriente, terá em si a luz da saúde, que é maior do que todos os deuses criados pelo homem.

A CURA POR MEIO DE ERVAS E ÓLEOS ENTRE OS HEBREUS

O Senhor fez a terra produzir os medicamentos: o homem sensato não os despreza. Eclo 38, 4)

As terras dos hebreus primitivos foram sempre boas. Samaria, Galileia, Fenícia, Judeia. Eles eram mais pastores do que agricultores. No entanto, nunca deixaram de aprender a lidar com a terra. Quando os pastores nômades deixaram o pastoreio para dedicarem-se à agricultura, o fizeram com muito amor. Dedicavam este trabalho a Adonai. Assim, o próprio Abel foi agricultor, conta a Bíblia. As terras dos hebreus eram, portanto, "de azeite e mel" (Dt 8, 8).

Na terra prometida – Canaã –, a natureza era pródiga. Na planície de Saron, eram grandes os redutos de cedro e oliveiras. De lá vinha a riqueza que fez dela a Terra Prometida. A Bíblia nos fala da riqueza da terra dos hebreus em cada parte. Salomão amava profundamente as árvores de sua terra. Paus de ébano, oliveira e cedro entravam na composição de remédios miraculosos falados pela boca dos profetas. Os perfumes também eram usados na cura e na magia do amor. Salomão revelou conhecimentos de um verdadeiro botânico. Havia feito a classificação das árvores, dos arbustos e das ervas. "Falou das árvores, desde o cedro do Líbano até ao hissopo que brota nos muros" (I Rs 4, 33). Assim vemos, pela prova bíblica, que os hebreus sabiam como usar os perfumes aromáticos e as ervas mágicas.

Curas através da magia também ocorreram na velha Palestina, quando as visionárias adivinhavam a natureza da doença e o remédio, apesar das palavras do Levítico: "Qualquer homem ou mulher que evocar os espíritos ou fizer adivinhações, será morto" (Lv 20, 27). Mas o próprio rei consultava jogos de adivinhação, num rito mágico determinado pelo próprio Deus. Em Ex 28, 4-30 podemos ler que Deus determinou que os sacerdotes usassem uma túnica denominada éfode. Sobre ela era preso o peitoral de julgamento, que guardava o urim e o tumim, pequenos objetos (bastões ou dados) que o sacerdote usava para consultar o oráculo divino.

A mostarda era a planta mais querida dos judeus. Ela aparece em muitas parábolas, pois Jesus falava por parábolas para que o povo melhor o entendesse. Aparece na Bíblia (no Velho Testamento) em muitas partes: "O reino dos céus é semelhante a um grão de mostarda..."

O maná que caiu do céu durante o êxodo no deserto era um líquen comestível, diz a ciência. Mas como os hebreus sabiam de seu poder alimentício? O tão falado maná que caiu dos céus para alimentar e curar os hebreus não foi apenas um milagre, mas uma consequência do trabalho dos hebreus nos campos, com as ervas e os segredos da terra-mãe. Pois os hebreus sabiam como usar as plantas, as raízes e como usar a força, o espírito da planta.

A alimentação era a base da medicina judaica. Assim como na macrobiótica dos japoneses, os judeus acreditavam que a alimentação era a base da cura. A alimentação não é apenas o óleo que faz nossa máquina andar: ela é remédio para todos os males. O vinho de tâmara era um dos melhores medicamentos entre os hebreus, e na África o vinho de palma (a mesma base), que era de Ogum, também era considerado um dos maiores medicamentos.

Figos frescos, molhados em água pura, curavam as hemorroidas; a cebola curava doenças do estômago; as plantas amargas curavam a melancolia. Por esta razão até hoje são consumidas no começo da Páscoa. Assim, para cada doença havia um vegetal, um óleo purificador, uma árvore.

AS PLANTAS SAGRADAS DOS JUDEUS

Todas as árvores manifestarão seu júbilo, os ciprestes crescerão no lugar das moitas e nos lugares dos pinheiros crescerão os mirtos. (Is 55, 12-13)

Para todos os povos antigos as ervas e as árvores tinham um valor mágico, além do alimentício e embelezador.

O *chittah* (trigo) era considerado planta mágica que afastava maus espíritos.

O *kussemeth* (espelta), tido como sagrado, era usado como planta para ofertório.

O *se'orah* (cevada) também era sagrado. Sevia de alimento dos cavalos de Salomão. Além disso, fazia as pessoas se tornarem servis e meigas.

O *dokhan* (painço) era o cereal por excelência dos hebreus, o mais importante. Queimado, servia de ofertório.

O *berosch* (cipreste) era usado como folhagem verde de oferecimento.

O *eres* (cedro) era a glória do Líbano, segundo o profeta Isaías.

O *shikmoth* (sicômoro) era mágico, pois esta árvore, que se assemelha à figueira, entrava na fabricação de sarcófagos. Por esta razão, ninguém tocava no sicômoro sem antes louvar a terra.

Da *zait* (oliveira) vinha o óleo santo, muito querido dos judeus.

O *atad* (espinho-cerval) era considerado um arbusto mau, que lembrava a tristeza do cativeiro.

O *figo* e a *romã* eram considerados afrodisíacos. E os judeus os usavam sempre como alimento e ofertório. Frutos amados tanto no Egito como na Palestina, até hoje são usados nos ofertórios de terreiros de umbanda.

AS ERVAS AROMÁTICAS DA TERRA PROMETIDA

Os perfumes alegram o coração (Prov 27, 9)

Os perfumes religiosos levavam mirra, incenso e bálsamo de gilead.

O *incenso* vinha da Arábia em caravanas. Era a resina aromática preferida dos hebreus, que o usavam diariamente. Até hoje serve em todos os ritos de magia. O incenso foi tão importante para a Antiguidade que se fez a Rota do Incenso, rota de comércio que virava ouro para os monarcas de então.

A *mirra*, segunda árvore aromática, por excelência, entrava na preparação do unguento sagrado.

A *manjerona* e o *louro* também entravam na preparação de óleos curativos.

O *açafrão* era amado pelo Rei Salomão. Dizia ele que seu perfume afastava os maus olhos.

Mas a planta aromática mais famosa foi a *rosa-de-jericó*, rosa maravilhosa convertida em símbolo de beleza desse povo poético e místico que, através de séculos, continua com sua crença e sua magia.

REMÉDIOS HEBREUS

Eu sou a rosa de Saron e o lírio do vale.
(Cant. IV, 13)

Os óleos perfumados eram usados para proteger contra o calor e curar picadas de insetos. Os hebreus também conheciam diversas plantas medicinais que são utilizadas até hoje.

Açafrão: o óleo é usado contra dores de cabeça.
Basílico: o chá do manjericão (também conhecido como basílico) é antiespasmódico.
Canela: o chá da casca da árvore é eficaz contra febres.
Hissopo: o chá das folhas é sedativo.
Loureiro: o óleo é usado contra dores de cabeça; as folhas são empregadas em emplastro sobre mordidas de cobra.
Narciso: o óleo é empregado contra dores de cabeça.

Papoula: o leite extraído dos frutos é narcótico.
Rícino: o óleo é usado contra a prisão de ventre.
Romã: o suco é eficaz contra vermes.
Selo-de-salomão: o chá da erva é estimulante.
Sésamo: o óleo das sementes de gergelim (ou sésamo) é útil contra amigdalite.
Tâmara: as frutas são usadas em cataplasmas contra reumatismo.

PALAVRAS FINAIS

Aí estão as receitas colhidas nos terreiros de umbanda, de quimbanda, de nação africana. E mais, associadas à velha medicina, que tinha como deus Esculápio e como receituário a natureza. Que elas lhe ajudem, leitor, mas não se esqueça: toda a natureza reflete a verdade do Criador. A planta é um ser vivo. Aprenda a amá-la e só a utilize quando realmente necessitar. Saiba usar o espírito da planta, não sua matéria. Pois tudo é vivo, tudo vibra e se harmoniza em Deus. Junte-se à verdade de Deus, só faça aos outros seres aquilo que espera que façam a você mesmo, e estará em harmonia com a luz, com a Grande Mensagem.

BIBLIOGRAFIA

ARAÚJO, Alceu Maynard. **Medicina rústica**. 2. ed. São Paulo/Brasília: Editora Nacional/INL, 1977.

BASTIDE, Roger. **O candomblé da Bahia: rito nagô**. Tradução de Maria Isaura Pereira de Queiroz. 2. ed. São Paulo: Companhia Editora Nacional; Brasília: INL, 1978. (Brasiliana; vol. 313).

BÍBLIA sagrada. Tradução do Centro Bíblico de São Paulo. 5. ed. São Paulo: Ave Maria, 1964.

CAMPOS, Eduardo. **Medicina popular**. 3. ed. Rio de Janeiro: O Cruzeiro, 1964.

CARNEIRO, Edison. **Candomblés da Bahia**. 8. ed. Rio de Janeiro: Civilização Brasileira, 1991.

FARELLI, Maria Helena. **As sete forças da umbanda**. Rio de Janeiro: Eco, 1972.

FARELLI, Maria Helena. **Rituais secretos da magia negra e do candomblé**. Rio de Janeiro: Eco, 1976.

FERNANDES, Gonçalves. **Xangôs do Nordeste**. Rio de Janeiro: Civilização Brasileira, 1937.

FIGUEIREDO, Benjamim. **Okê caboclo: mensagens do Caboclo Mirim**. Rio de Janeiro: Eco, 1962.

MURRAY, Margaret Alice. **O deus das feiticeiras**. São Paulo: Gaia, 2002.

RAMOS, Artur. **As culturas negras no novo mundo**. São Paulo: Companhia Editora Nacional, 1979. (Brasiliana; vol. 249).

RIBEIRO, Joaquim. **Os brasileiros**. Rio de Janeiro: Pallas, 1977.

VASARIAH. **Tratado completo da alta magia**. 2. ed. Rio de Janeiro: Vasariah, 1999.

Este livro foi impresso em novembro de 2019, na Gráfica Vozes, em Petrópolis.
O papel do miolo é o offset 75g/m² e o da capa é o cartão 250g/m².
A família tipográfica utilizada é a Minion Pro.